CONTRIBUTION

A L'ÉTUDE

DES HERNIES ÉTRANGLÉES

Par A. RIPOLL

ANCIEN INTERNE DES HÔPITAUX DE PARIS
CHIRURGIEN EN CHEF HONORAIRE DES HOPITAUX DE TOULOUSE
PROFESSEUR DE CLINIQUE CHIRURGICALE A L'ÉCOLE DE MÉDECINE DE TOULOUSE
PRÉSIDENT DE LA SOCIÉTÉ DE MÉDECINE DE TOULOUSE
MEMBRE DE LA SOCIÉTÉ ANATOMIQUE DE PARIS, ETC., ETC.

PARIS

V. ADRIEN DELAHAYE ET Cie, LIBRAIRES-ÉDITEURS

PLACE DE L'ÉCOLE-DE-MÉDECINE

1878

CONTRIBUTION

A L'ÉTUDE

DES HERNIES ÉTRANGLÉES

PUBLICATIONS DU MÊME AUTEUR :

Considérations sur les Contusions.

Considérations sur la Taille.

Considérations sur la Douleur dans les maladies, et plus particulièrement dans l'inflammation.

Diagnostic et Traitement des Ulcérations du col de l'utérus.

Chirurgie conservatrice : Observations de Conservation de membres
mutilés guéris sans difformité.

Essai sur l'Arthrite vertébrale (Thèse inaugurale; Paris, 1850).

Etude sur la Cause de la mort dans les maladies.

Etude sur la Convalescence.

Etude sur les Causes des amputations intrà-utérines.

Etude sur l'Encéphalocèle congénial.

Etude sur les Cicatrices anciennes après amputation des membres.

Note sur les Ligatures dans les opérations.

Observation d'Ictère syphilitique.

Observation de Plaie de poitrine par arme à feu.

Observation d'Extirpation d'un kyste de l'ovaire.

Observations de Retrécissements du canal de l'urèthre traités par la
dilatation ou par l'uréthrotomie interne.

Observation d'Abcès urinaire intrà-abdominal.

Observation d'Hypospadias guéri par la création d'un canal artificiel.

CONTRIBUTION

A L'ÉTUDE

DES HERNIES ÉTRANGLÉES

Par A. RIPOLL

Ancien interne des hôpitaux de Paris,
Chirurgien en chef honoraire des hôpitaux de Toulouse,
Professeur de clinique chirurgicale à l'Ecole de médecine de Toulouse,
Président de la Société de médecine de Toulouse,
Membre de la Société anatomique de Paris, etc., etc.

PARIS

V. ADRIEN DELAHAYE ET Cᵉ, LIBRAIRES-ÉDITEURS

Place de l'Ecole-de-Médecine.

1877

CONTRIBUTION

A L'ÉTUDE

DES HERNIES ÉTRANGLÉES

Considérations statistiques sommaires.

Gosselin, dans sa thèse de concours pour l'agrégation, sur ce sujet, disait en 1844 :

« On a beaucoup écrit sur l'étranglement ; c'est qu'en
» effet, cet accident se présente sous tant de formes variées ;
» il offre au théoricien et au praticien tant de points diffi-
» ciles à étudier, que nous sommes loin encore d'être
» arrivés à des connaissances parfaites. Quel est le siége de
» l'étranglement? Son mécanisme? Quand pourra-t-on le
» réduire? Quand vaut-il mieux opérer? Voilà les questions
» principales autour desquelles roulent les discussions et
» les recherches modernes ; voilà les problèmes que les
» chirurgiens, nos maîtres, s'efforcent chaque jour de
» résoudre ; mais, quant à des solutions définitives, le temps
» n'est pas encore venu de les donner.

Depuis cette époque, les études nouvelles n'ont pas manqué, et elles ont continué à paraître si intéressantes que c'est encore l'étranglement dans les hernies qui a été donné comme sujet de thèse à Broca, et traité par lui au concours pour l'agrégation en 1853. En fin de compte, malgré la multiplicité des mémoires produits jusqu'à nos jours sur l'étranglement herniaire, les idées émises, quoique habile-ment soutenues par leurs divers auteurs, ne sont pas généralement acceptées ; aucune théorie ne s'impose ; et la pratique est sans guide précis.

Et cependant, il est difficile de trouver un point de chirurgie sur lequel il serait plus important de s'entendre ; un état pathologique qui réclame plus impérieusement une règle de conduite dans la détermination du moment et du mode d'intervention opératoire. En face d'une hernie étranglée, toutes les qualités requises pour faire un véritable chirurgien doivent, en effet, se révéler, et qui peut se flatter de les posséder toutes à un assez haut degré pour satisfaire à toutes les éventualités en ne s'inspirant que de lui-même ?

Cette insuffisance dicte donc à chacun le devoir de contribuer, par la communication et l'interprétation des faits de sa propre observation, à l'accroissement des matériaux qui doivent servir à la solution définitive de si graves problèmes.

C'est convaincu de ce devoir, que j'apporte ici mon tribut de faits et de considérations théoriques et pratiques, fruit de plus de vingt-cinq ans d'expérience pendant lesquels j'ai pu observer plus de cent cas d'étranglement herniaire, soit dans les hôpitaux, soit dans ma clientèle privée, et me faire une opinion sur l'une des questions de chirurgie les plus controversées. Sans doute, en la produisant, je n'oserais prétendre avoir le dernier mot, surtout sur ce qui concerne la théorie de l'étranglement, mais j'espère que les observations qui vont suivre, 1° aideront à fixer les esprits encore bien indécis sur son siége, ses causes, ses effets, etc., 2° serviront de base à l'institution de préceptes chirurgicaux tels, que le manuel opératoire pourra désormais être plus sûr, dans tel cas donné, où la moindre hésitation dans le parti à prendre, aussi bien que dans son exécution, a pour conséquence fréquente la mort du malade.

Afin d'atteindre ce double but, examinant successivement dans le cours de ce travail les causes, le siége, les signes et les effets de l'étranglement, enfin le traitement qu'il réclame en général, et la méthode opératoire qui convient à chaque cas particulier, j'essaierai de faire prévaloir les idées qui me paraissent être celles qui se rapprochent le plus de la vérité, en m'appuyant sur ce qui, dans les faits dont j'ai été témoin, me semble de nature à amener la conviction, soit par une simple exposition, soit par une interprétation raisonnée.

Pour donner plus de solidité à cette étude, je commencerai par résumer les faits dans une série de tableaux statistiques.

Quant aux observations elles-mêmes, au nombre de cent huit, elles seront détaillées plus loin, chacune dans ce qu'elle a de plus saillant, venant confirmer les assertions énoncées, ou en fournissant les éléments.

Espèces et Variétés.

Inguinales... 56	Hommes.. 54	Epiplocèles........ 0 Entérocèles........ 46 Entéro-épiplocèles. 8	0 48	56	
	Femmes.. 2	Epiplocèles........ 0 Entérocèles........ 2 Entéro-épiplocèles. 0	8		
Crurales... 50	Hommes.. 6	Epiplocèles........ 0 Entérocèles........ 0 Entéro-épiplocèles. 6	0 30	50	108
	Femmes.. 44	Epiplocèles........ 0 Entérocèles........ 30 Entéro-épiplocèles. 14	20		
Ombilicales. 2	Hommes.. 1	Epiplocèles........ 0 Entérocèles........ 1 Entéro-épiplocèles. 0		2	
	Femmes.. 1	Epiplocèles........ 0 Entérocèles........ 1 Entéro-épiplocèles. 0			

Cet exposé fait, voyons quelles déductions nous pouvons en tirer.

FRÉQUENCE COMPARATIVE DES HERNIES ÉTRANGLÉES.

Je ferai remarquer qu'il ne s'agit ici que des hernies qui ont présenté des phénomènes d'étranglement ; par conséquent on ne saurait rien conclure de cette statistique, quant

à la fréquence plus grande de telle ou telle espèce ou variété
de hernie en général.

Ce qui ressort seulement, mais bien évidemment de ce
tableau, c'est :

1° Que les hernies inguinales et les hernies crurales s'étranglent en nombre à peu près égal ;

2° Que la fréquence de la hernie inguinale étranglée est
chez l'homme, à peu de chose près, la même que celle de
la hernie crurale étranglée chez la femme ;

3° Que la réciproque n'est pas vraie, c'est-à-dire que la
hernie crurale étranglée s'observe bien plus souvent chez
l'homme, que la hernie inguinale étranglée chez la femme ;

4° Que par conséquent les hernies, qu'elles quelles soient,
s'étranglent plus souvent chez l'homme que chez la
femme ;

5° Que si les hernies épiplocèles s'étranglent, ce ne doit
être que très-exceptionnellement (il n'y en a aucun cas
dans le tableau précédent) ;

6° Que chez l'homme les entérocèles étranglées sont environ six fois plus nombreuses que les entero-épiplocèles ;
tandis que chez la femme les entérocèles étranglées ne sont
plus que le double des entéro-épiplocèles.

Aucune conclusion ne peut être tirée des deux cas de
hernie ombilicale.

INFLUENCE DES PROFESSIONS ET DE L'ÉTAT SOCIAL.

Professions pénibles.....	Hommes.. 18	33		
	Femmes.. 15		107 (1)	
Professions non pénibles..	Hommes.. 42	74		
	Femmes.. 32			
Riches ou aisés..........	Hommes.. 31	58		
	Femmes.. 27		107	
Pauvres...............	Hommes.. 29	49		
	Femmes.. 20			

(1) Ce chiffre de 107 différent de celui de 108 du précédent tableau, vient de
ce que l'un des malades observés portait deux hernies d'espèces différentes étranglées à la fois.

En rapprochant l'une de l'autre les indications fournies par ce tableau correspondant à cet ordre d'idées, on serait en droit de conclure qu'il faut chercher ailleurs que dans les efforts la cause la plus ordinaire, sinon des hernies, du moins de leur étranglement.

On a donné comme cause fréquente de l'étranglement des hernies le port habituel d'un bandage, surtout lorsqu'il est mal appliqué ou insuffisant ; les observations qui ont servi de point de départ à ce travail sont parfaitement de nature à confirmer cette opinion. De là vient, sans doute, cette compensation que le nombre des hernies étranglées observées chez les gens riches est à peu près le même que celui des étranglements chez les gens pauvres. Les riches portent plus de bandages que les pauvres, mais quand ceux-ci s'en servent, ils sont en général défectueux. Sans cette compensation, le résultat mentionné dans le tableau précédent ne s'expliquerait pas. On y voit, en effet, que le nombre des hernies étranglées chez les gens riches n'est que de très-peu supérieur à celui que présentent les pauvres ; or, il est d'observation pour moi, contrairement à ce que tendraient à prouver les statistiques de Malgaigne, que ce sont les gens riches qui ont le plus de hernies. La quantité des malades pauvres soignés dans les hôpitaux pour des maladies diverses, sur lesquels j'ai pu constater l'existence d'une hernie, est certainement bien moins considérable, toute proportion gardée, que celle des malades atteints de la même infirmité rencontrés dans ma clientèle privée. Ce serait donc dans une influence héréditaire, ou dans des conditions individuelles de santé particulières que l'on devrait chercher la cause sinon directement génératrice, du moins la plus prédisposante de la production des hernies.

En effet, la recherche des antécédents m'a montré habituellement l'existence de hernies chez les ascendants. Enfin, quand j'ai recherché la cause présumée la plus immédiate, soit de la hernie, soit de son étranglement, cette cause a été rarement appréciable.

INFLUENCE DE L'AGE SUR L'ÉTRANGLEMENT HERNIAIRE.

Age.
- De 1 à 20 ans...................... 0
- De 20 à 40 ans..... { Hommes.. 12 / Femmes.. 11 } 23
- De 40 à 60 ans..... { Hommes.. 26 / Femmes.. 21 } 47
- De 60 à 80 ans..... { Hommes.. 19 / Femmes.. 13 } 32
- De 80 et au-dessus.. { Hommes.. 3 / Femmes.. 2 } 5

107

Des observations ci-dessus comparées, il résulte que ce serait de 40 à 60 ans que l'on observerait le plus de hernies étranglées. Moins fréquentes avant 40 ans, elles le redeviendraient davantage dans la période de 60 à 80. Après 80 ans, on n'en observerait presque plus.

RÉSULTAT DU TRAITEMENT.

Réductions.........
- Hôpital.. { Hommes.. 2 / Femmes.. 1 } 3
- Clientèle { Hommes.. 18 / Femmes.. 13 } 31
— 34

Morts sans opérations
- Hôpital.. { Hommes.. 0 / Femmes.. 0 } 0
- Clientèle { Hommes.. 2 / Femmes.. 4 } 6
— 6

Opérés....
- Guéris..
  - Hôpital.. { Hommes.. 3 / Femmes.. 4 } 7
  - Clientèle { Hommes.. 25 / Femmes.. 17 } 42
  — 49
- Morts...
  - Hôpital.. { Hommes.. 3 / Femmes.. 2 } 5
  - Clientèle { Hommes.. 7 / Femmes.. 6 } 13
  — 18

107

De cet ensemble de résultats statistiques, il résulte :

1° Que près des 4/5 de la totalité des individus atteints de hernies étranglées échappent à la mort par la réduction ou l'opération, et que dans ce dernier cas les malades guérissent dans la proportion de 3 sur 4 environ ;

2° Qu'à l'hôpital c'est environ le tiers qui succombe, et dans ce nombre, près de la moitié des opérés ;

3° Que, dans la clientèle privée, on ne perd plus que le cinquième de la totalité des malades et moins du quart des opérés.

Cette différence, toute à l'avantage des malades soignés hors des hôpitaux, trouve son explication toute naturelle en ceci, qu'indépendamment des conditions de milieu bien meilleures dans lesquelles il se trouve dans ce dernier cas, le chirurgien peut obtenir plus de réductions en intervenant plus tôt, et réussir plus souvent ses opérations en choisissant son heure pour les pratiquer.

Il est une dernière question se rapportant à l'étude des hernies étranglées, à la solution de laquelle je regrette de ne pouvoir apporter mon contingent de renseignements : Dans quelle proportion sont les hernies étranglées par rapport aux hernies en général? D'abord mes observations ne portant que sur des faits de ma pratique, il est évident que pour avoir une base sérieuse de comparaison, il faudrait connaître ceux observés par mes confrères, et ce nouvel élément complémentaire fût-il à ma disposition, il serait en outre indispensable de savoir quel est, dans notre région, le nombre des hernies, ce qui me paraît absolument impossible, la plus grande partie des individus gardant secrète cette infirmité. Tout au plus pourrait-on conclure, à la rigueur, en acceptant, comme exacts, les chiffres donnés par quelques auteurs, et notamment par Malgaigne, qui assigne à notre département un hernieux sur quarante-six habitants. Mais depuis l'époque où Malgaigne a publié ses statistiques, il peut, et il doit s'être produit des modifications nombreuses hygiéniques ou idiosyncrasiques bien susceptibles d'en bouleverser les calculs. A cet égard, il serait curieux de rechercher quelle influence a pu avoir sur la manifestation des hernies en général la transformation apportée depuis déjà plusieurs années à la culture de notre sol, Malgaigne ayant avancé que la fréquence des hernies, dans un département donné, était en rapport direct avec l'étendue de ses vignobles.

Abandonnant maintenant ces points de vue qui, partis d'une simple constatation de faits, ne dépassent guère les limites d'une étude statistique ordinaire, je passe à des considérations d'une tout autre portée :

1° Que doit-on entendre par étranglement?

2° Quelles sont ses causes?

3° Quel est son siége et son mécanisme?

4° Quels sont ses signes?

5° Quelles sont ses conséquences?

6° Quel est le traitement qu'il réclame?

Telles sont les questions principales que je vais aborder l'une après l'autre, négligeant la discussion lorsqu'elle ne me paraîtra pas en quelque sorte imposée, afin de ne pas donner à mon travail les proportions d'un *traité* sur la matière, prétention que je n'ai certes pas. J'ai vu un certain nombre de hernies étranglées dont l'observation attentive a servi à me faire des opinions théoriques, et, ce qui vaut mieux encore, a été pour moi un enseignement pour ma pratique chirurgicale, aujourd'hui parfaitement réglée ; je viens exposer ces opinions, dire ce que l'expérience m'a démontré être bon ou mauvais dans la thérapeutique ou le manuel opératoire, et voilà tout. Si je répète que je ne me considère pas comme devant avoir le dernier mot dans la solution des problèmes posés, j'espère que l'on excusera ce qui, dans mes assertions, pourrait paraître trop affirmatif.

I. — Définition de l'étranglement.

L'étranglement herniaire peut être défini : un état pathologique consistant dans l'impossibilité temporaire ou permanente de la rentrée dans l'abdomen des organes herniés, par le fait d'un défaut de proportion accidentellement survenu entre le volume de ces organes, enflammés ou non, et l'ouverture qui leur a donné passage.

Cette définition, qui ne sera peut-être pas considérée comme très-rigoureuse, a du moins le mérite d'être la première, si je ne me trompe, qui s'adapte à tous les cas désignés sous les noms divers *d'engouement*, *d'inflammation* ou *d'étranglement* proprement dit, et ne préjuge en rien le rôle de chacun de ces états morbides dans la manifestation des accidents locaux ou généraux que l'on observe dans le même temps.

Cette absence d'une bonne définition de l'étranglement, facile à constater si l'on parcourt les innombrables écrits que son étude a provoqués, s'explique par la tendance des chirurgiens à interpréter l'accident plutôt qu'à le décrire; or, comme il peut être dû à plusieurs manières d'être des organes ou des tissus qui concourent activement ou passivement à sa production, manières d'être susceptibles de se succéder, se substituer ou se grouper de façons diverses, il n'est pas étonnant qu'une grande confusion ait existé de tous temps et existe encore à un certain degré, quand il s'agit de préciser un point, si limité cependant, de la pathologie chirurgicale.

Des volumes ne suffiraient pas pour faire l'historique, même résumé, de toutes les oscillations qu'a subies l'interprétation des phénomènes qui caractérisent l'étranglement. Je me garderai donc bien, dans un travail comme celui-ci qui vise moins à l'argumentation théorique qu'à des conclusions pratiques, d'insister là-dessus. Je me bornerai à dire qu'il n'est plus question aujourd'hui de *l'engouement* qui, dès les premières époques de la chirurgie presque jusqu'à nos jours, a été regardé par les uns comme le point de départ, par d'autres comme le fait principal de l'étranglement. Dans les disputes théoriques actuelles, il ne reste plus en présence que *l'inflammation* de la hernie et son *étranglement* proprement dit, c'est-à-dire que pour ceux-là l'impossibilité de la réduction est due à un gonflement inflammatoire des parties herniées, pour ceux-ci à leur rétention par un agent constricteur.

Malheureusement pour les prétentions de chacune de ces deux théories qui se croit des droits à primer l'autre, s'il est évident qu'il y a des cas types d'inflammation herniaire, essentiellement différents des cas types d'étranglement, il est incontestable qu'entre ces deux extrêmes, il y a, comme le dit Broca lui-même, qui est un de ceux qui ont le plus insisté sur cette distinction, des cas intermédiaires qui participent à la fois des caractères de la hernie enflammée et de ceux de la hernie étranglée, de telle sorte que les accidents herniaires sont reliés les uns aux autres, comme l'établit fort bien Broca, par des gradations insensibles. Les cas bien tranchés existent, mais ils sont *rares*, et au lit du malade il est le plus souvent impossible d'affirmer si l'on a affaire à une inflammation ou à un étranglement proprement dit. Aussi, après avoir essayé de donner les moyens de reconnaître ces deux états opposés, il fait ressortir combien ils sont peu certains, insiste encore sur ce point qu'une hernie d'abord enflammée pouvant finir par s'étrangler, et réciproquement l'étranglement pouvant déterminer l'inflammation, il est permis de constater successivement en sens inverse ou simultanément les caractères de l'inflammation et ceux de l'étranglement, d'où un jugement souvent très-difficile à formuler, et en terminant son œuvre si remarquable, écrit ces lignes qui reflètent l'honnêteté de sa conscience en même temps que la modestie de son talent : « Un diagnostic didactique serait d'une haute importance ; » je n'entreprendrai pas pourtant une pareille tâche. N'ayant » pu trouver dans la science un nombre suffisant de faits, » je ne veux pas m'exposer à présenter, comme des choses » réelles, les suppositions auxquelles je pourrais me » livrer (1). »

Ainsi, de l'aveu même des propagateurs les plus convaincus de la distinction des accidents en *étranglement* et en *inflammation*, cette distinction est bien plus théorique que

____

(1) *Broca*, thèse de concours, 2ᵉ édition, p. 268.

pratique. Je ne crois pas cependant qu'elle soit contestable, et j'ajoute qu'il est bon que tout chirurgien soit bien pénétré de la possibilité : 1° de ces deux origines de l'étranglement ; 2° de la succession ou de l'association de ces deux modes pathologiques. Quant à moi, je considère l'inflammation, · qui, primitive ou consécutive, est un des phénomènes certainement les plus constants de l'étranglement, comme un des arguments les plus puissants contre l'emploi excessif du taxis ; mais il ne faut pas ajouter trop d'importance à cette distinction qui, au point de vue pratique, n'a, en définitive, qu'un intérêt secondaire. Etranglement, inflammation, qu'importe ? Si les accidents persistent, il faut toujours finir par opérer, et, de cette façon, la pratique supprime un des plus difficiles problèmes théoriques.

II. — Causes de l'étranglement.

Je n'ai rien à ajouter à ce que l'on a dit de l'influence prédisposante ou déterminante de l'âge, du sexe, de la nature de la hernie, des efforts, de la qualité ou de l'espèce des aliments, de l'usage d'un moyen contentif insuffisant ou de son absence complète, etc., etc. A cet égard, les tableaux statistiques qui précèdent et qui ont déjà donné lieu, de ma part, à quelques considérations, pourront être utiles à consulter ainsi que les observations qui suivent. Je signalerai cependant deux causes qui n'ont pas jusqu'ici attiré l'attention et qui me paraissent jouer un rôle considérable dans la production de l'étranglement ; ce sont : 1° l'état inflammatoire ou congestif habituels de l'intestin ; 2° les fortes chaleurs. C'est dans l'été que j'ai toujours observé le plus de hernies étranglées. Les cas, notamment, qui font le sujet des observations L, LI, LVIII, LXVII, LXVIII, XCIII, CI, CII, se sont produits tous les huit dans une période de un mois et demi, correspondant à l'élévation excessive de la température que nous avons subie à Toulouse dans l'été de 1876.

III. — Siége anatomique de l'étranglement, son mécanisme.

L'étude de ce point de la question des hernies est bien certainement celle qui, non-seulement de cette partie limitée de la pathologie chirurgicale, mais encore de la chirurgie tout entière, est la source des plus grands étonnements. On comprend, en effet, que lorsqu'il s'agit de l'interprétation de l'étranglement en général, ou de celui qu'on observe dans un cas particulier, il puisse y avoir une divergence d'opinions. L'étranglement est-il le résultat d'un étranglement dans l'acception du mot, ou bien n'est-il que le phénomène palpable, il est vrai, mais accessoire cependant de l'inflammation ? Je le répète, chacun peut répondre différemment à cette interrogation, et nul, peut-être, j'ai essayé de le faire voir, n'est en droit de prétendre qu'il est absolument dans le vrai, soit dans le cas particulier, soit dans la généralité ; mais ce qui ne se comprend plus, c'est que cette divergence persiste et s'accentue même davantage, quand il n'y a plus qu'à déterminer, la hernie étant mise à nu par le bistouri de l'opérateur, sur quoi porte le débridement nécessaire pour lever l'étranglement, en d'autres termes quel est son siége anatomique.

Si l'opération de la hernie étranglée était habituellement pratiquée par le premier venu, on ne s'étonnerait pas que, possédant des connaissances anatomiques imparfaites, il lui fût difficile, sinon impossible, d'affirmer que son débridement a porté sur le collet du sac ou sur tel ou tel anneau aponévrotique ; mais il n'en est pas ainsi, et cette opération reconnue pour une de celles qui exige le plus d'instruction chirurgicale est, en général, monopolisée en quelque sorte dans les mains des plus habiles et des plus expérimentés.

Comment se fait-il donc qu'à l'heure qu'il est, l'accord ne

se soit pas fait encore sur un point en apparence si précis ?
Je l'avouerai, rien ne m'a jamais paru plus surprenant, et
bien souvent, en lisant ou en entendant des affirmations
d'un exclusivisme absolu qui me semblaient entièrement
inadmissibles, eu égard à ce que j'avais observé moi-même,
je me suis demandé (qu'on me le pardonne) si bien
réellement leurs auteurs avaient opéré des hernies étranglées.

Pas plus qu'à propos de la distinction entre l'étranglement et l'inflammation, je ne mentionnerai ici la série
interminable d'arguments contradictoires fournis à l'appui
des théories émises pour établir le siége anatomique de
l'étranglement. Je signalerai seulement, parmi les affirmations ou les dénégations produites, celles qui me paraissent
le plus en relief, et surtout, en citant certains faits reconnus
comme authentiques, je montrerai quelle est leur valeur
pour résoudre cette question : *Qu'est-ce qui étrangle les
hernies?* est-ce le collet du sac? est-ce l'anneau aponévrotique qui leur a donné issue?

Tout d'abord, rappelant que le point de départ de cette
étude est le relevé d'un assez grand nombre d'observations
de hernies élranglées traitées par moi, ou au traitement
desquelles j'ai assisté comme consultant, qu'il me soit
permis de faire remarquer que de la lecture de ces observations, dans lesquelles j'ai précisé sur quel point le débridement a été pratiqué dans chaque opération, il est facile de
déduire des conclusions parfaitement justifiées.

Me basant donc sur ce que j'ai vu et que je rapporte, je
n'admets pas qu'il puisse y avoir sur le siége de l'étranglement une opinion exclusive. Les anneaux étranglent, mais
pas toujours. Le collet du sac, de son côté, peut suffire à
la constriction, mais cela n'est pas la règle. Voilà ce que
les faits qui me sont propres m'ont démontré, et ce que
d'ailleurs le raisonnement aussi bien que certains arguments
mis en avant par divers auteurs m'avaient fait supposer
déjà devoir être l'expression de la vérité.

De ces arguments, je ne reproduirai que les principaux :

1° Il est incontestable que l'on trouve des hernies qui n'ont pas de sac, s'étant produites en dehors du péritoine qui ainsi n'a pas été poussé au devant d'elles (cæcales, vésicales, etc.). En outre, les hernies récentes qui s'étranglent très-facilement ont aussi un sac récent, c'est-à-dire incapable de présenter les modifications de texture que l'on accuse d'être la cause des étranglements.

Donc, il y a des cas dans lesquels ce n'est pas le sac qui est l'agent constricteur.

2° Il existe dans la science des observations nombreuses, notamment celles publiées par plusieurs chirurgiens anglais, dans ces derniers temps, dans lesquelles on voit l'opération de la hernie étranglée suivie de succès par le débridement sur les anneaux, en dehors du sac qui n'est pas ouvert par l'opérateur.

Donc, il y a des cas dans lesquels ce sont les anneaux qui étranglent.

3° Par contre, on a vu quelquefois, dans les hernies étranglées, la réduction s'opérer *en masse* par le taxis, et les phénomènes d'étranglement persistant alors que le doigt pénétrait librement dans l'abdomen à travers l'anneau naturel correspondant, ne disparaître qu'alors que, la hernie et le sac étant ramenés au dehors ou mis à nu par l'ouverture de l'abdomen, le collet du sac était débridé. (L'observation XIII me paraît être un type de la réduction en masse.) Les observations de ce genre ne sont pas très-rares dans la science, il suffit de citer parmi elles celles qui appartiennent à Saviard, à Ledran, à Arnaud, à Dupuytren, etc., etc., qui ne laissent aucun doute dans l'esprit. Insister davantage serait peine perdue. On ne peut plus nier l'étranglement par le collet du sac, ce serait fermer les yeux à l'évidence. L'expérience en a fait une vérité.

L'étranglement peut donc avoir son siége, tantôt au collet du sac, tantôt aux anneaux aponévrotiques. Mais quelle est la fréquence comparative de l'étranglement au collet du sac ou aux anneaux? et, dans ce dernier cas, quels sont ceux qui jouent le principal rôle?

Ici les dissidences apparaissent de nouveau , et prennent les proportions d'une lutte à outrance entre les champions des différentes opinions. On dirait que le parti pris aveugle les plus clairvoyants , d'où ce curieux spectacle que l'on voit tel fait produit par l'un à l'appui de sa démonstration , être revendiqué par l'autre comme une preuve de l'erreur dans laquelle est tombé son adversaire.

Y a-t-il mauvaise foi? — Non , ce n'est le plus souvent qu'un malentendu. Quelquefois la contestation n'a pour cause que la difficulté de se rendre bien compte des détails topographiques de la région diversement décrite par les anatomistes qui l'ont disséquée, différemment vue par les chirurgiens pendant l'opération ou à l'autopsie des opérés , la région inguinale étant une de celles où le scalpel est le plus complaisant à reproduire sur le vivant comme sur le cadavre tous les *desiderata* de l'esprit.

Pour ce qui concerne la hernie crurale seulement, de combien de descriptions le *canal crural* n'a-t-il pas fait le sujet depuis A. Cooper qui l'entrevoit, et Thompson (dont l'habile scalpel peut mettre à nu dix-sept feuillets aponévrotiques au devant du sac inguinal), qui le montre sous le nom d'*entonnoir femorali-vasculaire*, jusqu'à Malgaigne qui n'y croit plus, et Richet qui, ne l'admettant pas davantage, conçoit seulement un *infundibulum ?*

Il semble cependant que l'on devrait se rappeler que, s'il est vrai que peu d'organes ou de régions du corps humain affectent une diposition toujours indentique , il n'en est pas moins certain que ces organes ou ces régions conservent, malgré quelques variétés , l'empreinte d'un plan commun dont il faut absolument ne pas s'éloigner dans les descriptions ou les conceptions, sous peine de s'égarer dans des inventions dont la valeur est d'autant moindre qu'elles sont plus multipliées.

Quoi qu'il en soit, la première idée qui devait venir à

l'esprit en voyant une hernie étranglée, c'était que l'anneau est *toujours* l'agent constricteur, et, jusqu'à la fin du dix-septième siècle, cette doctrine régna sans conteste; mais lorsque un certain nombre d'opérateurs eurent constaté que l'étranglement pouvait se produire par le collet du sac, il s'établit contre cette première opinion une réaction d'autant plus intense, qu'il suffisait de faire remarquer ce contraste existant entre les origines des deux doctrines, que la plus ancienne n'était née que du raisonnement, tandis que l'expé-rience avait produit la nouvelle.

Il doit donc paraître naturel qu'aujourd'hui, encore, pour beaucoup de chirurgiens, le collet du sac joue dans l'étran-glement le rôle le plus marqué. Il est même facile de voir que ce n'est qu'à regret que quelques-uns reconnaissent la possibilité de l'étranglement par les anneaux, et qu'il a fallu des faits incontestables pour qu'ils aient consenti à les admettre à titre d'exception. Ces faits se rapportent surtout à la hernie inguinale. Aussi Broca, après avoir dit, à propos des hernies crurales : « L'étranglement de cette hernie est » produit le plus souvent par l'ouverture du fascia cribri- » formis, quelquefois par le collet du sac, jamais par l'anneau » crural, » complète-t-il ainsi son opinion quand il s'agit des hernies inguinales : « Celle-ci est presque toujours étranglée » par le collet du sac; elle l'est quelquefois aussi par » l'anneau, *mais alors il est probable que l'étranglement est* » *consécutif à l'inflammation.* »

Il y a, dans ces deux textes, une double contradiction qui frappe tout d'abord : 1° Comment expliquer que *le collet du sac étrangle* là *quelques fois*, et ici *presque toujours?* 2° Pourquoi alors que l'anneau inguinal peut étrangler dans le second cas, l'anneau crural n'en est-il pas capable dans le premier ?

Cette différence, soit dans la propriété des anneaux, soit dans l'aptitude du collet du sac dans les deux espèces de hernies, me paraît peu soutenable. Une hernie est formée des mêmes éléments et accessible aux mêmes influences, qu'elle soit inguinale ou crurale, et il en est de même des anneaux, qu'ils soient crural ou inguinal. Ce qui est vrai dans un cas doit donc l'être aussi pour l'autre, et Broca semble le reconnaître jusqu'à un certain point lorsque, généralisant ses conclusion il dit : « 1° Les étranglements » primitifs sont produits soit par les anneaux accidentels, » soit par le collet du sac; 2° les étranglements consécutifs » au contraire peuvent être produits par les anneaux » naturels. »

Cependant si l'on rapproche des premières ces dernières conclusions, on voit apparaître une contradiction plus flagrante que les précédentes : Puisque les étranglements consécutifs peuvent être produits par les anneaux naturels, de deux choses l'une : ou Broca ne croit pas à l'étranglement consécutif de la hernie crurale, ou bien il ne considère pas l'anneau crural comme une ouverture naturelle, ce qui ne me semble pas admissible.

Quant à moi, je crois que l'on a fait trop bon marché de la part de prépondérance que peut avoir le raisonnement dans la solution de la question du siége de l'étranglement, et qu'on a donné trop d'importance aux résultats de l'expérience. Le raisonnement et l'expérience sont, par leur contrôle réciproque, deux éléments également nécessaires au jugement; et négliger l'un pour ne tenir compte que de l'autre, c'est s'exposer à l'erreur, car, si quelquefois le raisonnement peut être faux, souvent l'expérience est trompeuse.

Dans le cas présent, moins que dans tout autre, ce que l'on donne comme acquis par l'expérience peut être accepté de confiance, l'explication des faits étant moins difficile que leur constatation même, à cause de cette incertitude qui règne encore, ainsi que je l'ai montré, et sur l'anatomie de la région, et sur le mode pathologique des hernies. Il faut donc bien se garder de repousser obstinément les secours que nous pouvons tirer du raisonnement, pour nous éclairer dans des voies si obscures.

Me plaçant dans ces conditions, après avoir longuement médité sur les écrits des si nombreux auteurs qui ont le plus contribué à l'étude des hernies étranglées, et soumis à une appréciation raisonnée les cas dont j'ai été témoin, je n'hésite pas à avancer que les anciens chirurgiens étaient plus près de la vérité que nos contemporains ; en d'autres termes, que l'étranglement a lieu plus souvent par les anneaux naturels que par le collet du sac, quelle que soit l'espèce de hernie que l'on observe, crurale ou inguinale.

Du rapprochement de cette assertion avec les dernières conclusions de Broca, citées plus haut, concernant les hernies inguinales, il ressortirait que les étranglements consécutifs sont plus nombreux, d'après moi, que les étranglements primitifs.

C'est en effet ce que je crois, mais du rapprochement de cette même assertion avec les premières conclusions du même chirurgien touchant les hernies crurales, conclusions où l'on voit que la hernie primitive, étranglée par le collet du sac, est l'exception, il ressort aussi que, d'accord avec lui sur la fréquence de l'étranglement par les anneaux en général, que celui-ci soit primitif ou consécutif, je ne le suis plus quand il s'agit d'assigner un rôle aux anneaux *naturels* dans l'étranglement primitif. Pour Broca, ce rôle est complétement nul, tandis qu'il en fait jouer un considérable aux anneaux *accidentels*. Pour moi, ce sont au contraire les anneaux *naturels* qui contribuent le plus aux étranglements ; les anneaux *accidentels* n'interviennent qu'exceptionnellement.

A part cette opposition d'idées, plus saillante en somme au point de vue doctrinal, qu'elle n'est importante pour la pratique, dans l'ensemble de nos conclusions nous sommes du même avis sur ce point, que les étranglements primitifs ou consécutifs, considérés en bloc, sont plus fréquemment constitués par les anneaux que par le collet du sac.

Reste à voir ce qu'il faut penser de la part attribuée aux anneaux *accidentels* dans les étranglements, non-seulement par Broca, mais aussi par bien d'autres chirurgiens non moins recommandables.

L'action de ces anneaux n'est invoquée que dans l'étranglement des hernies crurales. Quant aux hernies inguinales, le canal inguinal et ses deux orifices étant, sans contestation, les mêmes pour tous les chirurgiens qui, tous, leur reconnaissent les mêmes éléments et les mêmes rapports, pour tous aussi, lorsqu'il est admis que l'étranglement observé existe à ce niveau, il est accepté qu'il a lieu par les anneaux *naturels*; mais quand la hernie est crurale, c'est autre chose, ici les conceptions de la région sont tellement variées qu'on ne s'entend plus; il en résulte que, chacun voyant les choses à sa manière, il existe autant de théories que d'opérateurs; et c'est ainsi, comme je l'ai dit plus haut, qu'en étant arrivé progressivement jusqu'à nier l'action de l'anneau crural classique, aussi bien que l'existence du *canal* crural avec ses deux ouvertures *naturelles* supérieure et inférieure, on s'est trouvé réduit à attribuer les nombreux étranglements, que la dissection démontrait n'être pas dus au collet du sac, à des anneaux *accidentels* constitués par des éraillures du fascia, et plus particulièrement du fascia cribriformis.

Sans doute ces anneaux *accidentels* peuvent exister, créés par la hernie qui les franchit après les avoir plus ou moins agrandis elle-même; contrairement à la hernie inguinale qui, engagée dans le canal inguinal le parcourt d'un orifice à l'autre, guidée, si je puis m'exprimer ainsi, par le cordon spermatique, la hernie crurale, dès qu'elle a franchi l'arcade du même nom pour entrer dans le canal crural, va se buter contre les ganglions qui, reliés par du tissu cellulaire plus ou moins résistant, remplissent l'intervalle des feuillets aponévrotiques qui constituent ce canal, et, au lieu de le parcourir toujours dans toute son étendue pour venir apparaître à son ouverture inférieure *naturelle*, s'échappe souvent par le point qui lui fournit le moins de résistance.

Mais, est-ce là une raison pour ériger en autant d'espèces ces diverses variétés insignifiantes par le fait, et surtout

pour assigner à ces anneaux *accidentels* une action constante,
dans l'étranglement? Je ne le pense pas, et je vais plus
loin : je dis que, lorsque ces anneaux *accidentels* étranglent,
ce n'est que l'exception et qu'il en est de même pour l'anneau inférieur du canal formé en partie par le ligament de
Burns. Ces exceptions se rencontrent seulement dans les
hernies récentes, brusquement étranglées, désignées sous
le nom générique d'étranglement primitif; mais dans les
hernies anciennes, étranglées consécutivement, soit par
suite d'inflammation, soit par toute autre cause, l'étranglement se fait par l'anneau crural.

On dit : il n'y a pas d'orifice inférieur au canal crural;
celui-ci n'est qu'un infundibulum, donc toute ouverture dé-
noncée par le passage d'une hernie est *accidentelle*. Mais y
a-t-il une véritable ouverture *naturelle* correspondant à l'anneau inguinal ? pas le moins du monde ; cherchez sur un
cadavre indemne de toute hernie cette prétendue ouverture,
vous ne la trouverez pas ; vous la produirez en disséquant
les lamelles aponévrotiques, qui, adhérentes aux piliers du
grand oblique, entourent et accompagnent le cordon. Vous
mettez ainsi à nu la *charpente* qui circonscrit un espace
comblé par du tissu cellulaire et des aponévroses, — et vous
concluez qu'il y a là un anneau *naturel*. — Pourquoi donc,
raisonnant de même et opérant de la même façon, lorsque
l'on a isolé du *fascia cribriformis* ou des autres aponévroses
le bord falciforme du ligament de Burns, ne veut-on pas
admettre qu'il y a là, comme dans le cas précédent, une
charpente qui circonscrit une ouverture *naturelle?* D'un
autre côté, pourquoi refuser à l'anneau crural la possibilité
d'étrangler? il est trop large pour cela, prétend-on! mais
s'il paraît ainsi, c'est que, par la dissection, on l'a dépouillé
de tout ce qui comblait la *charpente* qui le circonscrit ; à ce
moment il serait difficile qu'il pût étrangler, et encore peut-
être ; mais avant que le scalpel l'eût *nettoyé*, cette difficulté
était-elle aussi grande?

On a objecté aussi que les opérateurs étaient le joue

d'une illusion, qui trompait les plus habiles, lorsqu'ils pensaient que leur débridement portait sur le ligament de Gimbernat, illusion dépendant de ce que dans les anciennes hernies l'anneau *artificiel* (qui pour moi n'est d'ordinaire que l'ouverture inférieure *naturelle* du canal crural), venant s'accoler à l'anneau crural, on croyait inciser celui-ci tandis que l'incision intéressait en réalité celui-là.

Cet accolement est vrai, je le regarde même comme la règle, aussi bien pour les hernies crurales que pour les hernies inguinales ; mais les conséquences que l'on en tire, justes dans quelques cas, je le reconnais, sont fausses le plus souvent, et, retournant l'argument, je me crois autorisé à dire qu'alors que les partisans de la théorie de l'étranglement par l'anneau dit *artificiel* ont la conviction de l'avoir débridé, c'est au contraire le ligament de Gimbernat qui a été sectionné.

Après cela, il n'est pas impossible que l'anneau inférieur *naturel* ou *accidentel*, comme on voudra, soit débridé aussi du même coup ; et, comme il est le plus superficiel et le plus en vue, on se figure l'avoir coupé seul, tandis que plus en arrière le débridement de l'anneau *naturel* passe inaperçu. D'ailleurs, combien de fois n'arrive-t-il pas qu'après un débridement superficiel reconnu insuffisant, portant, je le veux bien, sur l'anneau inférieur, on est obligé d'en pratiquer un second plus profond ! Sur quoi porterait-il donc, si ce n'est sur l'anneau crural qui étranglait concurremment avec l'autre ?

Il est évident que la confusion peut exister et qu'elle doit avoir lieu fréquemment ; mais il est facile de savoir très-exactement si l'anneau le plus reculé a été incisé : si, la hernie étant réduite, on introduit le doigt dans l'ouverture, et qu'en le fléchissant on constate que l'incision se prolonge sur la face pariétale du péritoine, il n'y a pas de doute que le ligament de Gimbernat est intéressé.

C'est ainsi que j'ai toujours procédé, et j'affirme que lorsque je dis, dans mes observations, que j'ai sectionné le ligament de Gimbernat, c'est que, ayant évité toute cause d'erreur, je l'ai bien réellement fait. Je maintiens donc les propositions suivantes :

1° D'une manière générale, l'étranglement dans les hernies se produit plus souvent par les anneaux que par le collet du sac;

2° Dans les étranglements *primitifs*, l'agent constricteur est presque toujours un anneau *naturel*, quelquefois un anneau *accidentel*, exceptionnellement le collet du sac ;

3° Dans les étranglements consécutifs, l'agent constricteur est presque toujours un anneau *naturel*, souvent le collet du sac ; quelquefois l'un et l'autre ensemble, exceptionnellement un anneau *accidentel*.

En les formulant, je crois devoir m'expliquer sur la façon dont je comprends le rôle des anneaux dans l'étranglement :

Je suis loin de nier l'*activité* des anneaux, et surtout des anneaux *naturels*; contestée longtemps, elle est mise hors de doute aujourd'hui par les résultats que donne l'administration du chloroforme dans les tentatives de réduction. En outre, il n'est pas de chirurgien qui, au moment de la section des anneaux, dans l'opération de la hernie étranglée, n'ait eu cette sensation, ou entendu ce bruit particulier analogues à ce que l'on obtient quand on coupe une corde de violon fortement tendue. Cependant je ne pense pas que leur *action* dans l'étranglement soit considérable ; je la crois au contraire très-limitée. Ils n'agissent pas comme des anneaux élastiques qui étranglent par leur propre rétractilité continue, ou à la manière des ligatures que l'on serre violemment et brusquement. Ils sont bien plus passifs qu'actifs, de sorte que la hernie s'étrangle plus contre leurs bords que ceux-ci n'étranglent la hernie. C'est ce qui explique pourquoi le cordon spermatique, indemne de tuméfaction, ne présente pas des phénomènes d'étranglement en même temps que la hernie qui lui est voisine, pas plus que l'épiploon dans la plupart des cas ; et ce qui prouve que ce n'est pas à l'étranglement de l'épiploon que sont dus les accidents locaux ou généraux qui s'observent dans l'entéro-épiplocèle étranglée, c'est que, lorsque, le débridement fait et l'intestin réduit, on étrangle de nouveau l'épiploon dans une ligature pour le réséquer, il ne se produit plus aucun des signes ordinaires · de l'étranglement. De tous les organes retenus et comprimés dans l'anneau, l'intestin est celui qui par sa texture, sa forme et ses fonctions est destiné à souffrir le plus de la constriction, et l'on peut avancer hardiment que les accidents généraux tiennent plus à un trouble fonctionnel qu'à une lésion matérielle et que, quand la gangrène arrive, elle doit être attribuée bien moins aux effets immédiats de l'étranglement qu'à l'excès de l'inflammation née spontanément ou provoquée par un taxis brutal.

En résumé, le mécanisme de l'étranglement doit, je crois, être compris ainsi : dans une hernie récente, brusquement produite, une masse intestinale d'un volume hors de proportion avec l'ouverture par laquelle elle s'est échappée ne peut être immédiatement réduite ; il se fait alors bientôt dans sa cavité un développement de gaz qui augmente la tension de ses parois et rend la réduction plus difficile ; la congestion augmente, et l'étranglement est complet.

Dans une hernie ancienne, les mêmes phénomènes peuvent aussi se produire dans le même ordre, une nouvelle masse venant s'ajouter, par le fait d'une influence ou d'une violence quelconque, à celle qui existait déjà ; mais le plus souvent la série des phénomènes se développe en sens inverse : la masse instinale herniée ou le sac qui l'enveloppe se congestionnent sans cause appréciable, puis s'enflamment, et de telle façon que : 1° lorsque les anneaux sont élargis par la longue existence de la hernie, le gonflement du collet du sac peut suffire à produire l'étranglement ; 2° lorsqu'ils présentent leur calibre ordinaire, le collet du sac, après avoir commencé par étrangler l'intestin, finit par s'étrangler lui-même contre l'anneau qui, à son tour, réagissant par sa contractilité propre sur les efforts de dilatation qu'il subit, entre pour une certaine part dans l'ensemble des accidents.

Dans tous les cas, de quelque façon que l'on envisage l'évolution des phénomènes qui caractérisent l'étranglement, celui-ci n'en existe pas moins ; il faut le faire cesser, c'est-à-dire, en fin de compte, que l'on attribue les accidents à l'inflammation ou à l'étranglement proprement dit, primitif ou consécutif, en venir à un débridement dont on ne peut à l'avance désigner le point avec certitude, et ainsi, je le répète, s'évanouissent devant la pratique les difficultés de la théorie.

Il est bien entendu que, dans les considérations qui précèdent, je n'ai eu en vue que les étranglements ordinaires, et non les exceptions qui consistent dans des constrictions exercées par des bribes ou des rétrécissements existant dans le sac lui-même, ou en dehors de lui, mais indépendants et plus ou moins éloignés des anneaux ; étranglements que l'on doit évidemment admettre comme possibles, mais que je n'ai jamais observés.

IV. Signes de l'étranglement; diagnostic.

Ce titre ne vise nullement la symptomatologie de l'étranglement connue de tout le monde et à laquelle je n'ai à apporter aucune modification ou addition. Je n'ai pour but, en m'arrêtant un instant sur ce point, que de mettre en lumière ceux des phénomènes qui s'y rapportent, qui, physiologiques ou physiques, sont de nature : 1° à faire pressentir quels organes ou quelles parties de ces organes sont soumis à l'étranglement ; 2° à fournir des éléments au diagnostic, au pronostic et au traitement.

SIGNES PHYSIOLOGIQUES.

Les principaux sont : la *constipation*, les *vomissements*, les *éructations,* le *hoquet* et la *dépression des forces.*

Constipation : constante dans l'étranglement intestinal, peut-elle exister aussi dans la hernie seulement épiploïque? Cela a été affirmé; cependant on ne comprend pas trop comment ce résultat pourrait être préparé. Aucun obstacle au cours des matières n'existant, elles doivent, semble-t-il, circuler librement, et ainsi il y aurait là un élément précieux de diagnostic de la nature des organes contenus dans la hernie étranglée. Je regrette que, n'ayant jamais observé d'étranglement seulement épiploïque, je n'aie, pour ma part, aucune contribution à fournir à la détermination de l'importance de la constatation de ce phénomène. Il est d'ailleurs bon de faire remarquer que cet élément de diagnostic ne saurait présenter des garanties suffisantes de certitude, qu'autant qu'il serait bien admis que la constipation, dans l'étranglement intestinal, est *constante*, ainsi que je viens de le dire. Or, cette constance qui ne fait pas doute pour moi n'est pas généralement acceptée. Quelques chirurgiens ont prétendu que, quand l'intestin n'était que *pincé*, le cours des matières fécales n'étant pas arrêté, les selles pouvaient dans ce cas persister. Je déclare qu'en ce qui me concerne, tous les faits observés sont contraires à cette opinion; jamais je n'ai vu la constipation manquer dans une hernie intestinale, que l'intestin fût étranglé dans la totalité de son calibre, ou seulement dans une de ses parties quelque petite qu'elle fût; et cela concorde parfaitement avec cette théorie que je crois plus vraie que toute autre, que, pas plus que le vomissement, la constipation n'est la conséquence de l'arrêt par étranglement des matières contenues dans l'intestin.

Si donc je venais un jour à observer une hernie étranglée, sans constipation, je serais porté à supposer qu'il ne s'agit que d'une épiplocèle. Cependant il y aurait des réserves à faire, en tenant compte de cette opinion partagée par quelques chirurgiens, que la constipation peut exister tout de même dans ce dernier cas.

Vomissements : 1° Sont-ils dus, comme on le croit généralement, à la péritonite? — Quelquefois, oui, évidemment, puisque le vomissement appartient comme symptôme à la péritonite indépendante de l'étranglement. Mais toujours ? — Non, très-certainement ; ce qui prouve qu'il n'est pas toujours dû à la péritonite, c'est que dans bien des cas, le plus souvent, oserais-je presque dire, dès que la hernie est réduite par le taxis ou par l'opération, on voit les vomissements disparaître instantanément, tandis que la constipation persiste, témoignant que le cours des matières fécales n'est pas rétabli. Comment admettre alors, d'une part, que la péritonite peut être immédiatement supprimée par la rentrée de l'intestin, et, d'un autre côté, que c'est l'arrêt seul des matières intestinales qui provoque le vomissement ?

Il n'en est pas moins vrai qu'il peut être aussi le résultat de l'existence de la péritonite, quoique beaucoup moins fréquemment ; c'est lorsque l'étranglement ayant une longue durée ou une très-grande violence, l'inflammation du péritoine se développe et prend de grandes proportions, s'affirmant ainsi, d'ailleurs, par son cortége ordinaire de symptômes classiques.

Au début, le vomissement peut donc exister sans péritonite, et lorsque celle-ci survient, ce n'est pas l'existence du vomissement qui peut à lui seul la dénoncer, puisqu'il s'était déjà produit ; c'est à d'autres signes que le chirurgien la reconnaîtra.

2° Est-ce à l'arrêt provoqué par l'étranglement, mécaniquement, que doit être attribué le vomissement ? Non, puisque le vomissement peut disparaître alors que la persistance de la constipation après la réduction par le taxis, ou l'opération, indique que le cours des matières est encore suspendu. Il est la conséquence d'une perversion fonctionnelle qui consiste dans la prédominance des contractions anti-péristaltiques sur les mouvements péristaltiques, perturbation qui serait la seule raison admissible de la suppression des selles et de l'apparition du vomissement, dans l'étranglement simplement épiploïque, s'il était démontré qu'il pût exister indépendamment d'une entérocèle, et s'accuser par des phénomènes communs aux autres variétés d'étranglements.

Comment interpréter cette perturbation? Je ne sais; c'est un point à élucider, mais elle est certaine; et ce qu'il y a de plus remarquable c'est qu'elle affecte non-seulement la portion de l'intestin située au-dessus du point étranglé, mais aussi celle qui est au dessous; et ainsi seulement on peut comprendre comment il se fait que dans beaucoup de circonstances, alors que l'on croit par des lavements avoir vidé la partie de l'intestin inférieure à l'étranglement, il s'établit, au moment même où le débridement est opéré, une défécation quelquefois très-considérable. Il est impossible de supposer qu'en un si court espace de temps les matières intestinales, retenues au-dessus du point qui était étranglé, aient eu celui d'arriver à l'anus. Evidemment il y en avait au dessous dont l'écoulement était supprimé.

3° De l'examen des matières rejetées par le vomissement peut-on préjuger quel est l'organe étranglé, et, dans le cas d'étranglement intestinal, quel est le point sur lequel il porte? — Relativement, oui, mais pas absolument.

S'il est vrai, comme on l'a avancé, que les matières véritablement fécales, contenues dans le gros intestin, peuvent franchir à rebours la valvule iléo-cæcale, leur présence dans les matières des vomissements pourra éclairer cette partie du diagnostic. Mais, d'abord, ce passage est-il réellement possible? Et ensuite, les étranglements sur le gros intestin sont-ils bien fréquents? En dehors de ces exceptions, si elles existent, les matières rendues sont d'abord des liquides bilieux, puis des sécrétions bilieuses et gastro-intestinales mélangées, plus ou moins, d'aliments imparfaitement digérés, à peu près semblables dans tous les cas que l'on observe; d'où je conclus à la difficulté extrême de préciser et même de soupçonner quelle est la portion étranglée.

Mais si l'on ne peut dire où siége l'étranglement sur l'intestin, par le fait de l'existence dans les vomissements de ces matières, toujours faciles à reconnaître, on peut afirmer que c'est l'intestin qui est étranglé. On ne les retrouve pas dans les vomissements sympathiques d'autres affections ou d'étranglements d'autres organes, sauf peut-être l'épiploon à cause de ses connexions intimes avec la masse intestinale. Je ne peux rien affirmer à cet égard, par la raison que je n'ai jamais rencontré cette dernière espèce d'étranglement.

Eructations : Elles ne doivent pas être confondues avec le *hoquet.*

Hoquet : C'est le signe certain de l'existence de la péritonite.

Dépression des forces : Elle est plus ou moins rapide et son degré doit être toujours recherché avec soin, car il est un des plus sûrs éléments du pronostic. Elle tient à plusieurs causes : à l'inanition ; à la fatigue provoquée par les vomissements ; à la concentration vitale inhérente au développement de la péritonite ; enfin et surtout à l'action énervante de l'étranglement sur l'économie. Aussi est-il constant que cette dépression arrive d'autant plus vite et d'autant plus intense que l'étranglement est plus brusque, plus aigu, plus primitif ; d'autant plus tardivement et d'une façon d'autant moins prononcée que l'étranglement est plus lent, plus chronique, plus consécutif.

SIGNES LOCAUX.

Pouvant induire en erreur, puisque l'on a vu souvent des hernies étranglées être confondues avec des tumeurs diverses, telles que un ganglion enflammé, des hydrocèles, le testicule à l'anneau, etc. etc., leur constatation est cependant d'une grande valeur, lorsqu'on prend note et des phénomènes généraux qui les accompagnent, et des circonstances dans lesquelles ils se produisent.

Je crois inutile de les énumérer ici ; je dirai seulement que deux d'entre eux, surtout, peuvent par leurs variations être de quelque poids dans la détermination du diagnostic, non-seulement de l'inflammation et de l'étranglement proprement dit, mais encore du degré de celui-ci, et par conséquent fournir quelques indications pour le pronostic, et ce qui est bien plus important, pour le traitement : je veux parler de la *douleur* et de la *tension*.

Généralement on peut assurer que ces deux signes, lorsqu'ils sont exagérés, témoignent : le premier, de l'intensité de l'étranglement, le second, de celle de l'inflammation, qui peuvent ainsi, jusqu'à un certain point, être distingués l'un de l'autre ; mais, de plus, lorsque l'on constate, dès le début, cette exagération de la douleur, en présence d'une hernie petite, récente et brusquement étranglée, il y a tout lieu de croire que l'étranglement est considérable, d'où ce pronostic que la marche des accidents sera rapide et fâcheuse, et qu'il faut plus compter, pour sauver le malade, sur l'intervention chirurgicale, active et hâtive, que sur la temporisation par l'emploi des autres moyens.

La même conclusion se tirera de la constatation de cette exagération de la douleur à un moment plus ou moins éloigné de celui de la manifestation des premiers accidents, ceux-ci marqués surtout par l'excès de la tension, quand il s'agit d'une hernie ancienne, volumineuse et lentement étranglée.

On a cherché à établir qu'il y avait dans la manière d'être de la tumeur formée par la hernie étranglée des moyens de diagnostic se rapportant à sa constitution, tels que leur appréciation facile, d'ailleurs, permettait de dire si l'on avait affaire à une épiplocèle, une enterocèle ou une entero-épiplocèle. Ces indications seraient fournies par la *forme*, la *consistance* de la tumeur et principalement par la *percussion*.

Je ne fais que mentionner le premier de ces signes, dont il serait oiseux d'essayer de faire ressortir l'incertitude et sur lequel, d'ailleurs, on a peu insisté. Le second, on le sait, est toujours assez difficile à constater, et s'il ne faut pas le négliger absolument, on ne doit pas non plus trop compter sur ce qu'il peut apprendre.

3

Quant aux résultats et aux indications que peut fournir la percussion, il n'est pas nécessaire d'avoir vu beaucoup de hernies étranglées ni de posséder une logique bien rigoureuse, pour être convaincu, par l'expérience et par le raisonnement à la fois, que les distinctions que l'on a faites ne sont, le plus souvent, que de simples vues de l'esprit.

Je veux bien que dans des cas *très-rares* la percussion permette de faire supposer, donne même la certitude que l'on a affaire, si la sonorité est générale, à une enterocèle; cela sera peut-être possible dans quelques étranglements de hernies anciennes et volumineuses. Mais la réciproque n'est pas vraie, et de ce que l'on constatera à la percussion de la matité généralisée, on ne pourra pas conclure qu'il ne s'agit que d'une épiplocèle. La sonorité qui doit révéler la présence exclusive ou additionnelle d'une anse d'intestin peut ne pas exister ou être très-obscure, si cet intestin contient des matières solides ou liquides, et existât-elle, elle peut être masquée, soit par une masse épiploïque superposée, soit par un épaississement du sac, soit par une tumeur voisine, un ganglion par exemple, soit tout simplement par un épanchement plus ou moins abondant remplissant la cavité du sac, et s'interposant entre lui et l'intestin, ou bien encore existant en dehors même de ce sac. De cette sorte : d'une part, même alors que la matité serait générale, on ne peut pas conclure que la hernie n'est pas exclusivement enterocèle, et d'un autre côté, si cette matité n'était que partielle, on pourrait à la rigueur supposer qu'il y a une portion d'intestin engagée, mais il serait impossible d'affirmer si la matité est due à la présence de l'épiploon ou à toute autre des causes que je viens de passer en revue, et par conséquent si la hernie est oui ou non complétement enterocèle.

Heureusement que toutes ces distinctions sont à peu près indifférentes. Quelle que soit la constitution de la hernie, les indications thérapeutiques générales restent les mêmes, et ce n'est qu'à l'ouverture du sac, qui met sous les yeux les divers éléments constitutifs de la tumeur, qu'il est indispensable, pour ce qui reste à faire, de bien se rendre compte de ce que l'on voit.

Si l'on pensait avoir quelque avantage à savoir quelle est la variété de hernie en observation, l'on trouverait des renseignements bien plus exacts en interrogeant les antécédents qui apprendraient, par la façon dont se comportait la hernie avant son étranglement, si elle était épiplocèle, enterocèle, ou entero-épiplocèle ; et mieux encore, en observant attentivement la marche des accidents depuis le moment de leur apparition : presque toujours cette marche est bien plus lente, bien moins régulière, dans la hernie entero-épiplocèle que dans l'enterocèle, et à plus forte raison, je suppose, dans l'épiplocèle que dans les deux autres.

Il y a quelque chose qui serait d'une toute autre importance, peut-être, c'est que des signes fournis par l'examen de la tumeur, il fût permis de conclure à l'existence d'une inflammation ou d'un étranglement ; de cette détermination découleraient évidemment des indications thérapeutiques diverses ; mais j'ai déjà démontré, dans un précédent chapitre, combien ce diagnostic était difficile.

DIAGNOSTIC.

De ce qui précède, il résulte que le diagnostic, en ce qui concerne l'inflammation et l'étranglement, ne peut que dans des circonstances assez rares être rigoureusement posé, et qu'il en est de même quant au contenu de la hernie.

Pour ce qui est du diagnostic entre la hernie étranglée et les autres tumeurs susceptibles de s'accompagner d'accidents généraux analogues, mes observations ne présentent aucun fait qui puisse aider à l'établir. Seule, celle qui porte le numéro XCII, montre qu'il peut y avoir des difficultés à distinguer, avant comme pendant et après l'étranglement, une épiplocèle irréductible d'une autre tumeur, puisqu'après avoir eu connaissance des accidents d'étranglement qui s'étaient produits , et de leur cessation après la réduction de l'intestin , les deux confrères qui avaient vu avant moi la malade et l'ont revue après , ont persisté dans leur affirmation de la non existence d'une hernie.

V. — Conséquences, marche, terminaison, pronostic.

Je n'en dirai que quelques mots ; il y a peu de chose à ajouter à ce que l'on a déjà écrit là-dessus, et ce que j'y ajoute est sans doute parfaitement connu de tous ceux qui ont vu un certain nombre de hernies étranglées. Si je le consigne ici, c'est qu'il me semble qu'il vaut mieux s'exposer au reproche de répéter des vérités notoires, que de les laisser ignorées lorsqu'elles sont utiles à connaître.

Des deux formes principales des accidents des hernies, inflammation et étranglement, c'est la seconde qui est la plus grave, et qui mène le plus rapidement le malade à la mort. Ce résultat est principalement déterminé par le trouble apporté par l'étranglement dans les fonctions intestinales et surtout dans l'innervation générale ; aussi est-il d'observation banale qu'un assez grand nombre de sujets, lorsque l'étranglement est considérable , succombent comme foudroyés au bout de deux ou trois jours au plus , avant que les complications que l'on considère d'ordinaire comme les causes les plus prochaines de la mort, ainsi la péritonite , la gangrène , la perforation , etc., aient eu le temps de survenir.

D'un autre côté, ces complications , inévitables si la hernie est abandonnée à elle-même, et qui en constituent la terminaison ordinaire, peuvent encore persister , et même se développer , après l'opération ou la réduction.

En outre , l'étranglement étant levé ou l'intestin réduit , celui-ci ayant perdu sa vitalité, le cours des matières fécales peut ne pas se rétablir, et le malade succomber, non plus par étranglement, mais par obstruction.

D'autres fois, il se développe une entérite avec diarrhée, colliquative incoercible.

Enfin, indépendamment des conséquences immédiates ou locales de l'étranglement, telles que l'anus contre nature, la fistule stercorale, etc., toutes excessivement graves par elles-mêmes, le malade a encore à subir le retentissement mortel, sur l'économie tout entière, de la violence et de la prolongation de la douleur ou de l'énervement provoqué par l'étranglement, retentissement dont l'opération accroît encore l'influence, et contre lequel il est incapable de réagir.

Si à cette triste énumération de causes de mort, on ajoute celles qui résultent, trop souvent, hélas! d'un traitement intempestif, on voit tout de suite que le *pronostic* de la hernie étranglée, toujours grave, le deviendra d'autant plus que l'étranglement sera plus prompt et plus considérable; en d'autres termes, que, à part quelques exceptions, les étranglements primitifs sont plus graves que les étranglements consécutifs. Il faut donc s'attendre à ce que, même opérés de bonne heure, les premiers donneront moins de succès que les seconds.

VI. — Anatomie pathologique.

Après les considérations dans lesquelles je suis entré à propos du siége de l'étranglement, il semble que ce qui me reste à dire sur l'anatomie pathologique des hernies étranglées, déjà si bien étudiée, doit se réduire à bien peu. Je m'appesantirai cependant sur quelques points.

On a avancé, et Broca est un de ceux qui insistent le plus là-dessus, me semble-t-il, que d'ordinaire il n'y a pas d'épanchement dans le sac des hernies étranglées. Je suis d'un avis absolument contraire. De tous les faits qui me sont propres, aussi bien que de ceux dont j'ai été témoin dans la pratique de mes maîtres, il y en a bien peu qui ne soient en opposition avec cette affirmation. Les cas dans lesquels j'ai trouvé des hernies *séches* sont tout à fait exceptionnels. Du reste, ne l'eussé-je pas vu, je comprendrais difficilement qu'il en fût autrement.

Le premier résultat de l'étranglement, lorsqu'il existe d'emblée, doit être de déterminer un état congestif de l'intestin, et par suite, une exsudation qui devient encore plus abondante si, de la congestion l'intestin passant à l'inflammation, il se développe une péritonite qui, d'abord limitée à la séreuse intestinale, doit se propager rapidement à celle du sac. A plus forte raison, lorsque l'inflammation précèdera l'étranglement, le même phénomène se produira ; de sorte qu'il y a de grandes chances pour qu'on trouve un épanchement dans *toutes* les hernies, et ces chances augmenteront si l'intestin est malaxé par un taxis plus ou moins violent, plus ou moins prolongé.

La présence de ce liquide est même tellement considérée par moi comme constante, que je n'ai jamais manqué dans mes cliniques de la signaler à mes élèves comme une circonstance heureuse, en ce sens qu'elle donne de la sécurité à la manœuvre opératoire. Jusqu'à ce que par la dissection on ait donné issue à cette sérosité, on est presque toujours autorisé à penser qu'on n'a pas ouvert le sac, et quelquefois, lorsqu'on hésite à ouvrir celui-ci présentant assez souvent, à s'y tromper, l'aspect de l'intestin, il suffit de presser vivement sur un point avec le bout du doigt indicateur qui recherche la fluctuation, pour sentir qu'il va se heurter profondément contre un corps plus résistant qui n'est autre que l'anse intestinale fortement distendue.

L'aspect de cette sérosité tantôt rare, tantôt abondante, ici parfaitement limpide, là peu ou complètement sanguinolente, ailleurs mélangée avec des caillots sanguins, donne la mesure de l'intensité de l'inflammation des organes qu'elle baigne, et peut ainsi, jusqu'à un certain point, faire préjuger quelles seront les suites de l'opération.

Parallèlement à cet épanchement dans le sac, il s'en produit assez communément dans l'abdomen un autre de même nature, mais qui est complètement séparé du premier. Pour peu que l'étranglement se prolonge, on est certain de le constater pendant l'opération, dès que l'on a réduit l'in-. testin. C'est sans doute le premier résultat de la congestion interne qui précède la péritonite. Ce qui permet de supposer qu'il n'est pas la conséquence de celle-ci, c'est qu'en général les opérations dans le cours desquelles on le rencontre, ne se compliquant d'aucun accident péritonéal, sont suivies de succès, ce qui, certainement, serait le contraire, si cet épanchement était dû à une péritonite.

Dans quelques occasions rares, au lieu de liquide, on trouve dans le sac des caillots de sang ou des couches fibrineuses, stratifiées, interposées aux parois du sac et de l'intestin, de façon à les faire adhérer l'une à l'autre, parfois dans toute leur étendue mais très-légèrement, de telle sorte que l'on peut facilement dégager l'intestin, soit avec le bout du doigt, soit avec le manche d'un scalpel. Dans les deux observations LVIII et LXVIII, on voit des exemples remarquables de cette disposition. Quant à ces adhérences, dites *anciennes*, qui s'opposeraient à l'isolement et à la rentrée de l'intestin, et nécessiteraient une véritable dissection, je ne les ai jamais rencontrées, et je suis porté à croire que, lorsqu'on a cru les voir, on a commis une méprise, en attribuant à l'intestin la part qui revenait au sac. Par l'observation suivante, qui me paraît à sa place ici, on peut se convaincre que les plus habiles peuvent s'y tromper. On remarquera, d'ailleurs, les points de ressemblance que cette observation présente avec les deux qui me sont propres, portant les numéros LVIII et LXVIII, et que je viens de citer.

Observation VII. — Opération. Incision légèrement courbe à concavité supérieure, au niveau de la tumeur herniaire. On trouve le tissu cellulaire épaissi et légèrement infiltré. L'artère tégumenteuse abdominale donne un jet de sang assez volumineux par la lèvre inférieure de l'incision; on est obligé d'en pratiquer la ligature.

L'opérateur incise ensuite couche par couche sur la sonde cannelée. On tombe sur une tumeur réniforme de la grosseur d'une noix, sans adhérence avec les lames cellulaires déjà disséquées. Cette tumeur qui se présente par son bord convexe est séparée en deux parties par un léger sillon ; cette forme bilobée explique la sensation mentionnée plus haut, et dont on ne se rendait pas parfaitement compte. A première vue, il semble que l'on ait affaire à un gros appendice intestinal, comme on en rencontre sur le bord convexe de l'intestin. Cette tumeur est, du reste, parfaitement blanche, et assez peu tendue pour qu'on en puisse palper les parois. Elles sont fermes, élastiques, en tout comparables aux parois intestinales, et semblent avoir une épaisseur de deux millimètres environ. On aperçoit en quelques points des vaisseaux étoilés et ramifiés comme ceux des parois intestinales. Le pédicule est de la grosseur du petit doigt, très-serré par l'anneau constricteur, et adhérent à la tumeur par sa grosse extrémité ; un débridement tenté sur l'anneau serait inutile, vu la constriction du pédicule.

A quoi a-t-on affaire ici? est-ce au sac? Les parois fermes, élastiques et assez épaisses, semées de vaisseaux radiés, en éloignent un peu l'idée; cependant, si c'était l'intestin, depuis le temps que dure l'étranglement, il serait devenu au moins rougeâtre ou violacé, la constriction étant considérable.

Dans l'incertitude où on se trouve, M. Verneuil se décide à ouvrir la tumeur, une incision est donc pratiquée sur le bord convexe, l'ouverture de la poche laisse voir un tissu filamenteux à mailles remplies de sérosité parfaitement limpides.

Ce tissu filamenteux, qui existe dans toute l'étendue des parois de la tumeur, adhère, d'un côté, à la paroi incisée, de l'autre à une lame finement dentelée, parcourue de gros vaisseaux rouge-brun, et en tout semblables à l'épiploon. Cette lame dentelée étant enfin relevée, on découvre une tumeur noirâtre parfaitement sphérique du volume d'une petite noix.

Cette fois, enfin, l'opérateur et les internes qui assistaient à l'opération croient que l'on est arrivé à l'intestin. La petite tumeur noir-violacé est ferme dans une petite partie de son étendue ; mais dans l'autre partie elle peut s'affaisser, et présente une consistance mollasse, flasque, de linge mouillé. Reconnaissant les caractères de la gangrène, M. Verneuil se détermine à faire un anus contre nature. Après avoir à grand'peine débridé légèrement, il tire un peu sur la tumeur, avec beaucoup de précautions, passe un fil dans le milieu de son pédicule, pour la retenir au dehors, et enfin, incisant les parties dépourvues d'élasticité, il fixe par quelques points de suture les lèvres d'incision de la tumeur aux bords de l'incision cutanée. Pendant l'ouverture de la tumeur. violacée, il ne s'est écoulé qu'un peu de liquide trouble, de couleur blanc-jaunâtre, et sans odeur.

Une sonde est passée dans l'intestin, dont on ne trouve qu'un des bouts ; elle ne livre passage qu'à une petite quantité de matière blanc-jaunâtre, contenant quelques flocons grumeleux.

On applique des cataplasmes ; lavement.

L'opération commencée à une heure du matin, n'est terminée qu'à deux heures.

Le 10, le malade est à peu près dans le même état, seulement il est un peu plus affaibli. Le cours des matières n'est pas encore rétabli. Il y a encore des vomissements fécaloïdes et pas de selles. Douleurs abdominales persistantes.

La sonde introduite par l'anus artificiel ne donne écoulement qu'à un liquide filant, un peu visqueux et trouble, ressemblant au suc intestinal. Il ne sort ni matière fécale ni gaz.

Maintenant, est-ce bien dans l'intestin que la sonde pénètre si facilement? l'introduction du doigt ne donne nullement la sensation d'une muqueuse. Cependant M. Richet croit avoir senti l'éperon.

Huile de ricin : 20 grammes. Lavement purgatif.

Le 11, l'état général du malade empire, la face est pâle, grippée, les traits profondément altérés, le pouls petit, fréquent, presque imperceptible, les extrémités froides.

Vomisséments continuels.

Persistance de l'arrêt des matières fécales.

Le ventre est tuméfié, très-douloureux.

M. Denonvilliers introduit le doigt par la plaie, et, le faisant pénétrer assez profondément de tous les côtés, sans éprouver de résistance, il en conclut que l'on est en pleine cavité péritonéale. Il prescrit une injection forcée par l'anus. L'injection est poussée avec force ; il ne sort pas une goutte de liquide par la plaie.

Le malade meurt dans la journée.

Autopsie. — A l'ouverture de la cavité abdominale, on trouve la masse des intestins très-distendue, d'une couleur rouge-brun uniforme dans toutes ses parties et recouverte en quelques points de fausses membranes.

En soulevant le paquet intestinal, on trouve dans le petit bassin un grand verre au moins d'un liquide jaunâtre, trouble, floconneux.

La cavité péritonéale ne contient pas trace de matières fécales, et *l'intestin ne présente aucune solution de continuité dans toute son étendue.*

Au niveau de l'anneau crural, du côté droit, se trouve l'anse intestinale étranglée. L'intestin n'était pincé que dans une partie de sa circonférence; cette partie est violacée, moins lisse que le reste de la séreuse, un peu rétrécie, elle n'offre aucune solution de continuité.

En examinant le péritoine au niveau de l'anneau crural, on le voit enfoncé dans ce canal, et retenu aux bords de l'incision par des points de suture.

On fait macérer la région inguino-crurale droite, pour disséquer et voir les désordres locaux plus clairement; mais une dissection attentive ne rend pas suffisamment compte de la disposition des parties.

Pour compléter l'autopsie, je dois ajouter que la partie de l'intestin située au niveau de l'étranglement formait un angle aigu, un coude, de façon à rendre, selon toute probabilité, le passage des matières presque impossible (1).

Il faut être prévenu que, d'autres fois, on trouve l'intestin coudé sur lui-même à angle aigu, ou plus ou moins contourné, ses parois adhérentes les unes aux autres, soit par l'intermédiaire de ces stratifications, soit par le fait d'une légère péritonite pariétale adhésive. On conçoit combien il est important de détruire ces adhérences avant de procéder à la réintégration de l'intestin dans l'abdomen, car, si elles persistaient elles seraient un obstacle, sinon infranchissable, du moins très-puissant, à la circulation des matières intestinales.

Dans les hernies où il y a de l'épiploon, on trouve assez fréquemment celui-ci présentant des adhérences anciennes qui ne peuvent être détruites que par le bistouri ou les ciseaux. C'est à ces adhérences, formant des ponts ou des

____

(1) Coulhon, *Thèses de Paris*, 1861, page 32.

anneaux anormaux, que seraient dus certains étranglements tout à fait indépendants du collet du sac ou des anneaux naturels, signalés par quelques auteurs, mais que je n'ai jamais eu l'occasion d'observer.

L'épiploon, dans les hernies étranglées, a toujours été trouvé, par moi, plus ou moins congestionné, mais je ne l'ai jamais vu ni enflammé ni encore moins gangrené.

Il n'en est pas de même de l'intestin : celui-ci ne subit malheureusement que trop fréquemment les atteintes de l'inflammation dont la gangrène est ici la terminaison habituelle, surtout dans les cas où, à la turgescence qui dépend de l'étranglement, vient s'ajouter la contusion déterminée par le taxis.

Je terminerai ces quelques considérations relatives à l'anatomie pathologique des hernies, par une remarque qui ne me paraît pas superflue. Tandis que l'étranglement de l'épiploon seul figure comme possible dans les livres classiques, sur les 108 hernies étranglées observées par moi, aussi bien que dans celles que j'ai eu occasion de voir dans les hôpitaux pendant mon éducation chirurgicale, il ne m'a pas été une seule fois donné de le voir. Je n'oserais conclure de là que cette variété d'étranglement n'existe pas ; cependant, je me demande ce qui pourrait résulter, pour la vie de l'individu, de l'étranglement de l'épiploon seul, alors que je n'ai vu jamais aucune espèce d'accident être la conséquence de sa ligature dans les opérations que j'ai pratiquées, ou auxquelles j'ai assisté. D'un autre côté, dans bon nombre de hernies entero-épiplocèles étranglées, je me suis trouvé en présence de portions d'intestin si exiguës, si bien cachées derrière l'épiploon ou dans ses mailles, que je ne crois pas impossible qu'il ait pu se soustraire à la vue de quelques opérateurs, et être réduit avec l'épiploon sans qu'ils en aient eu conscience, ce qui a pu leur laisser la conviction qu'ils n'avaient eu affaire qu'à une épiplocèle. Je ne veux d'autre preuve de la réalité de cette supposition que le fait rapporté plus haut, emprunté à la thèse de

M. Coulhon, dans lequel on voit des chirurgiens tels que MM. Verneuil et Richet, après avoir cru produire un anus contre nature, trouver à l'autopsie une anse d'intestin étranglée qui avait échappé aux regards pendant l'opération.

Le chirurgien étant bien averti que, si l'épiplocèle étranglée est possible, elle est du moins excessivement rare, devra donc rechercher avec le plus grand soin s'il n'existe pas quelque part une portion d'intestin étranglée, si petite qu'elle soit.

Pour moi, convaincu que la plus grande partie des entero-épiplocèles étranglées, sont dues à de vieilles épiplocèles se compliquant tout à coup d'une entérocèle qui s'étrangle, ce qui explique la bénignité relative des accidents locaux et généraux (surtout quand l'enterocèle est de peu de volume), c'est principalement la recherche de l'intestin que j'ai en vue dans la manœuvre opératoire, et je puis assurer que plus d'une fois je n'ai dû sa découverte qu'à la persistance et à la minutie de mes investigations.

VII. — Traitement.

Je touche ici à la partie la plus sérieuse de la question. C'est incontestablement celle qui demanderait le plus de développements, vu l'intérêt extrême qui s'y rattache. En effet, malgré les efforts d'un si grand nombre d'hommes éminents qui, depuis des siècles, ont successivement fait briller sur ce sujet le flambeau de leur génie, il reste bien obscur encore. Est-il possible de l'éclairer d'une lumière nouvelle, et de supprimer ainsi quelques incertitudes? Je le crois, et je vais l'essayer, estimant que si je ne réussis pas à faire partager des convictions acquises par une longue pratique et une étude persistante, ce ne sera point une preuve de leur peu de fondement, mais la faute de mon insuffisance à leur donner le relief et l'autorité qu'elles méritent.

Ainsi que la plupart des auteurs, je regarde comme le seul traitement sur lequel on doive réellement compter, le traitement chirurgical. On ne saurait pourtant nier que le traitement médical, dont les ressources sont nombreuses et variées, ne puisse concourir à faire cesser l'étranglement; aussi ne suis-je pas d'avis qu'il soit systématiquement proscrit. Il y a des occasions dans lesquelles on peut le faire intervenir avec quelque espoir de succès, mais je me borne, à cet égard, à une simple mention; c'est surtout à bien déterminer le choix et le moment des moyens chirurgicaux à employer que je vais m'attacher ici.

J'établirai d'abord que la kélotomie est de tous ces moyens le plus sûr, et celui qui reste comme dernière ressource après que tous les autres ont été essayés infructueusement. Il paraîtrait donc naturel qu'il fût préférable et de règle de l'appliquer d'emblée. Cependant il n'en est rien, et cela tient à ce que, si bénigne qu'elle puisse être par elle-même, les chirurgiens, et surtout les malades, seront toujours enclins à réserver une opération sanglante pour les cas seulement où elle sera jugée indispensable.

Ce sont ces cas qu'il est donc urgent de déterminer, ne perdant pas de vue que, tout en évitant la précipitation, il y a toujours plus d'avantages à opérer plus tôt que plus tard, une opération inutile suivie de guérison, valant toujours mieux qu'une intervention trop tardive dont la mort est d'ordinaire la conséquence prévue.

A cet égard, on connaît les dissidences d'opinions qui ont régné longtemps entre les chirurgiens, dissidences que je ne fais que rappeler ici et qui, tenant à la façon dont l'étranglement était compris par les uns ou par les autres, les avaient divisés en deux camps, les temporisateurs et les partisans de l'opération hâtive; ceux-là pensant qu'il n'y avait d'abord qu'un simple engouement qu'il était possible de faire disparaître par des moyens appropriés; ceux-ci, que l'obstacle à la rentrée de l'intestin étant matériel, rien ne pouvait le lever que l'opération, et que tout retard apporté au débridement constituait un danger de plus pour le malade.

Aujourd'hui cette divergence subsiste encore, mais à un plus faible degré, parallèlement à des doctrines qui, plus conciliantes, ne diffèrent que peu de celles des anciens. Il n'est plus question d'engouement, mais l'inflammation joue un grand rôle aux yeux de quelques-uns, et s'il était possible de la distinguer sûrement de l'étranglement, il n'y a pas de doute que la règle à suivre dans les deux cas serait solidement établie par rapport à la temporisation ou à l'opération précoce.

Mais ce diagnostic ne peut être rigoureusement posé, et comme, en somme, je l'ai dit, en supposant même que l'on fût parfaitement certain que l'on se trouve en présence d'une inflammation, lorsqu'elle ne cède pas, l'opération est aussi bien indiquée que lorsqu'on a affaire à un étranglement, il ne s'agit plus que de savoir, non plus dans quel cas ou dans quel autre, mais dans quelles circonstances communes à tous deux on peut attendre pour opérer, ou l'on doit se hâter de le faire.

Acceptant ce point de départ, il eût suffi de l'observation pour arriver à la précision d'une règle de conduite ; mais, les succès obtenus à l'aide du taxis, qu'il est de tradition d'essayer toujours avant d'en venir à la kélotomie, enthousiasmèrent quelques chirurgiens qui firent école, et pendant quelques années, la confiance dans l'efficaité d'un moyen préconisé par des hommes marquants dans la science conduisit à reléguer au second plan la kélotomie, acceptée seulement dès lors comme l'*ultima ratio*, accusée de ne donner que de rares succès, alors que, si elle échouait, ce n'était que la conséquence de l'abus du taxis qui l'avait précédé.

Maintenant l'opinion est faite sur la valeur du taxis *forcé* ou *progressif*, comme on voudra l'appeler, pratiqué et prôné cependant par quelques rares partisans, malgré la condamnation si sévère, et si bien motivée, prononcée contre cette méthode par les deux Cooper, Scarpa, J. L. Petit, Boyer, etc., et l'opération de la kélotomie reste comme le moyen par excellence, dont le succès est presque assuré toutes les fois qu'elle est pratiquée à propos. Seulement on n'est pas complétement d'accord pour le choix du moment où l'on doit avoir recours à elle, et chacun agit suivant sa propre inspiration.

Je crois cependant qu'il n'est pas impossible, sinon de formuler les règles inflexibles d'un mode thérapeutique, du moins d'en poser les bases principales, et c'est ce que je vais tenter de faire.

La conduite à tenir doit viser, en premier lieu, l'annihilation de l'influence des causes morbides qui, survenues depuis l'étranglemeut ou l'ayant précédé, s'opposent à la réduction de l'intestin, et ensuite la suppression de cet étranglement, dès qu'il est certain que c'est lui qui joue non pas peut-être le seul, mais au moins le principal rôle dans les accidents.

Or, il est reconnu que, d'une manière générale, les étranglements peuvent être très-pratiquement divisés en primitifs ou consécutifs, suivant qu'ils se sont produits brusquement ou d'emblée, ou bien lentement et à la suite de modifications particulières subies par le sac ou les organes qu'il contient. De plus, l'observation patiente des faits a démontré que, dans le premier groupe, la persistance de l'étranglement détermine inévitablement les modifications que je viens de dénoncer comme initiales dans le second.

Si donc il y a un moment où l'on soit autorisé à penser que l'on a affaire plutôt à l'un qu'à l'autre de ces deux ordres de phénomènes, et ainsi à choisir entre deux thérapeutiques spéciales, c'est au début seulement; plus tard, ils sont confondus, et dès lors, que l'étranglement ait été primitif ou qu'il soit consécutif, il ne peut y avoir de doute que l'état pathologique est absolument le même, et par conséquent est justiciable du même traitement.

Aussi, le chirurgien doit-il tenir grand compte, dans la

direction de son intervention : 1° de son appréciation de l'état pathologique qu'il a sous les yeux ; 2° des commémoratifs établissant et la manière dont l'étranglement s'est produit, et le temps écoulé depuis la manifestation des premiers accidents.

Lorsque l'étranglement sera survenu brusquement sur une hernie récente, qu'il sera appelé dès le début, il devra supposer que l'inflammation n'a pas eu le temps de se développer, que les accidents qu'il constate sont dus à peu près exclusivement à l'étranglement, et c'est contre celui-ci qu'il aura à diriger ses efforts.

Dans cette circonstance, le premier moyen qui s'indique de lui-même, c'est le taxis. Il le pratiquera, mais avec une certaine mesure. Si après une première tentative, prolongée pendant quelques instants, il ne réussit pas à réduire la hernie, il le renouvellera à bref délai, en secondant son action par l'emploi des moyens adjuvants les plus capables de déterminer un relâchement suffisant des parois abdominales et des anneaux. Lorsque rien ne s'opposera à l'administration du chloroforme, c'est lui qui sera évidemment préféré. S'il est contre-indiqué, il sera remplacé par les préparations de belladone *intùs et extrà*, par la réfrigération et l'anesthésie locale qui sont facilement obtenues par l'usage de la glace et de la vaporisation de l'éther. Enfin, il ne négligera pas, pendant qu'il essaiera la réduction, de placer le malade dans cette position si favorable, dite d'*inversion*, dont je ne sais pourquoi, dans ces dernières années, on a fait tous les honneurs aux Américains, alors qu'elle n'est que renouvelée de Morand, de J.-L. Petit, de Dupuytren, etc., et qui consiste en ce que le malade étant assujetti sur une chaise, un fauteuil, ou le pied d'un lit, la tête plus bas que le tronc et celui-ci plus bas que le siége, les jambes relevées et fléchies sur le dossier ou sur le bois du lit, le chirurgien pratique le taxis de haut en bas.

Ces nouvelles tentatives ayant échoué, il est raisonnable de penser que, du fait de l'étranglement et des malaxations subies, il va résulter que l'inflammation va s'éveiller dans la tumeur, d'où un accroissement de volume, et une tension des parties qui rendront la réduction encore plus difficile. Il est dès lors contre-indiqué de recommencer à ce moment les manœuvres du taxis. Ce qui s'imposera, au contraire ; c'est un traitement antiphlogistique local, et, de préférence à tout autre, l'application permanente de la glace. Ce n'est qu'au bout de quelques heures de son action que l'on sera excusable de tenter encore la réduction. Si à ce moment l'ensemble de l'état du malade ne l'avait pas dictée en quelque sorte, ce nouvel insuccès du taxis fait un devoir de pratiquer immédiatement l'opération ; la retarder serait permettre à toute sorte de complications d'en compromettre le succès.

On s'est évertué à préciser l'époque où, à cette occasion, la kélotomie doit être pratiquée. Pour ceux-ci, ce serait le troisième jour au plus tard ; pour ceux-là, le quatrième ; pour d'autres enfin, beaucoup plus tôt. Qui ne comprend qu'il ne saurait y avoir de règle à cet égard, et que ce sera tantôt l'état général, tantôt le degré d'intensité des phénomènes locaux, qui détermineront à opérer promptement ou à retarder encore ? C'est dans cette occurrence que doit se révéler le tact du chirurgien, car son indécision peut faire courir les plus grands dangers au malade, sa vie ou sa mort dépendant du parti qu'il prendra ; que de fois, en voyant tout à coup les accidents s'aggraver avec une rapidité qui ne lui laisse plus le temps d'agir, ne regrettera-t-il pas celui qu'il a perdu à se bercer de fausses espérances, ou à ne pas réagir contre la pusillanimité du malade (Obs. XLIX) !

Toute autre sera la conduite du chirurgien, s'il se trouve en présence d'une hernie ancienne, étranglée sans cause appréciable.

Appelé, comme précédemment, au début des accidents, il doit supposer que ce qui domine ici, dans les phénomènes qu'il observe, c'est l'inflammation ; il ne sera donc autorisé à essayer d'emblée le taxis, que s'il a lieu de croire que, l'inflammation étant encore modérée, la tuméfaction des parties n'est pas assez considérable pour empêcher leur réduction à travers un anneau que l'expérience a appris être habituellement, dans ces circonstances, assez large pour la permettre.

Si, au contraire, l'inflammation est accusée, et il faut toujours la soupçonner plus intense qu'elle ne le paraît, le taxis est formellement contre-indiqué, tandis que l'emploi des antiphlogistiques est impérieusement réclamé.

Ici encore, c'est à l'usage permanent de la glace que l'on doit donner la préférence, en essayant en même temps, à tout événement, par l'administration des lavements purgatifs, de réveiller les contractions intestinales, propres à permettre aux parties herniées de se dégager. Ce n'est qu'alors que les phénomènes inflammatoires seront démontrés ou supposés s'être amoindris, que la réduction par le taxis pourra être tentée, sans inconvénient. Les manœuvres, toujours très-douces et très-peu prolongées, secondées par les moyens indiqués déjà, seront renouvelées plusieurs fois, jusqu'au moment où la persistance de l'inflammation et l'aggravation des phénomènes généraux donneront la certitude que l'étranglement consécutif est produit. A partir de cet instant, la temporisation serait dangereuse; la kélotomie doit être pratiquée.

Ainsi, tandis que, dans la première catégorie de faits qui correspond à l'étranglement aigu des auteurs, il y a avantage à opérer de bonne heure, dans celle-ci qui correspond à l'étranglement chronique, sans doute il est probable que l'on mettrait de son côté bien des chances de succès en agissant de même; mais que d'opérations inutiles ne ferait-on pas? C'est par milliers que l'on compte les réductions obtenues, quelquefois même tout spontanément, dans l'étranglement chronique. Pour ma part, je me suis toujours félicité d'attendre dans ce second cas, ce qui m'a permis de voir de nombreuses réductions sans opération, et de me hâter dans la première, où l'examen des tissus mis à nu par l'opération ne m'a jamais laissé aucun doute sur l'impossibilité de la réduction sans mon intervention.

Lorsque, au lieu d'être appelé dès le principe, le chirurgien sera mis en présence d'une hernie étranglée depuis quelques jours, il sera d'autant plus obligé à ne pas retarder la kélotomie qu'il doit s'attendre à trouver un état inflammatoire compromettant pour le succès, occasionné par des tentatives de taxis plus ou moins nombreuses, violentes ou prolongées.

Nota. En parlant des lavements purgatifs, tout à l'heure, je n'ai eu nullement l'intention d'y comprendre la décoction de tabac que je ne crois pas plus efficace que tout autre médicament, et que j'ai vu occasionner des accidents de nature à nuire au succès des opérations. Qu'il soit donc bien établi que quand, au cours des observations qui accompagnent ce travail, il sera fait mention de l'administration d'un lavement de tabac, cette drogue aura été prescrite à mon insu ou contre mon désir.

Un détail à propos du taxis :

Plusieurs procédés ont été conseillés, relatifs à la façon dont on doit agir pour rendre la rentrée de l'intestin plus facile. Les uns sont peu précis, les autres véritablement mauvais. Voici la manœuvre que je crois la meilleure.

Dans le cas d'une hernie que l'on a lieu de croire exclusivement enterocèle, il faut embrasser, si c'est possible, toute la tumeur jusqu'à sa base, sinon, sa plus grande partie la plus superficielle, avec les bouts des cinq doigts d'une main, si la hernie est petite ; avec les dix des deux mains si elle est volumineuse ; et, dans le but malheureusement atteint rarement de vider l'intestin avant de le réduire, exercer une pression concentrique uniforme et soutenue, en poussant avec une certaine force dans une direction perpendiculaire au plan de l'anneau sur lequel on opère.

Lorsque l'on a conscience que l'intestin est plus ou moins complétement vidé, mais alors seulement, les doigts d'une main repoussant et fixant l'intestin en haut , on s'efforce avec ceux de l'autre main de lui faire franchir l'anneau en le faisant glisser peu à peu en bas.

Cette dernière manœuvre facilite singulièrement la réduction. La demi-circonférence supérieure des ouvertures naturelles par où s'échappent les hernies est, en effet, tranchante, libre et mobile. Si l'on essaie la réduction de ce côté , l'intestin vient s'aplatir sur ce bord qu'il refoule. Par opposition, la demi-circonférence inférieure se confond avec le pubis qui présente là , et surtout au niveau de l'anneau crural , une surface résistante et lisse , sorte de plan incliné sur lequel l'intestin , au lieu d'être arrêté , chemine avec la plus grande facilité.

La même manière de faire convient à la réduction de l'intestin après l'opération du débridement. A ce moment, exerçant le taxis à découvert , on peut se rendre très-exactement compte de la justesse de ces vues et de l'utilité de ce précepte.

Dans les cas de hernies diagnostiquées entero-épiplocèles, il faut tâcher de concentrer l'action des doigts qui essaient le taxis suivant le mode ci-dessus , sur l'intestin seul qui se trouve toujours en arrière , en l'isolant de l'épiploon ; on échouerait infailliblement , si le taxis portait en même temps et sur l'intestin et sur l'épiploon presque toujours irréductible même avant l'étranglement.

Je ne ferai que mentionner la méthode du traitement des hernies étranglées par ponction de l'intestin et aspiration de son contenu , qui autrefois conseillée par P. Pott, et tout à fait oubliée depuis , a été remise en faveur tout récemment par Dieulafoy.

Le raisonnement et l'expérience condamnent une pratique qui ne saurait être justifiée par les succès qu'on lui attribue, fussent-ils même plus nombreux.

Ce n'est tout au plus que dans les cas exceptionnels où l'on ne peut douter de l'existence d'une hernie enterocèle (diagnostic réservé aux plus habiles) que la ponction (qui d'ailleurs ne réussit pas toujours) peut être essayée sans trop d'appréhensions.

Je signalerai enfin, comme n'ayant donné que des résultats absolument nuls, l'introduction d'une longue sonde dans l'anus, préconisée par O'Beirne dans le but de vider le gros intestin des gaz et des liquides supposés être un obstacle à la réduction de l'intestin étranglé.

VIII. — Opération.

L'arsenal opératoire se compose ainsi :
Un rasoir ;
Un bistouri droit ordinaire à pointe forte ;
Un bistouri convexe ;
Une sonde cannelée ;
Des ciseaux droits et courbes ;
Deux paires de pinces à dents de souris ;
Un ténaculum ;
Un bistouri boutonné de Pott ;
Un bistouri boutonné courbe, tranchant sur sa convexité ;
Un bistouri boutonné droit (1).
Une forte aiguille courbe garnie d'un double fil ciré ;
Une aiguille à suture garnie de son fil ciré ;
Des fils à ligature ;
Eponges, linge fenêtré, cérat, charpie, bandage et compresses triangulaires, large bande de 4 à 5 mètres de long.

Position. — Le malade placé en travers du lit garni d'alèzes, le siége sur le bord, les jambes écartées, reposant sur deux chaises et maintenu par deux aides, la tête légèrement relevée sur un oreiller, le chirurgien s'assied solidement sur une troisième chaise placée entre les jambes

(1) Ces trois derniers instruments à lame très-étroite, de la dimension de celles des petits ténotomes ordinaires.

du malade (1). Un troisième aide se tient derrière l'opérateur pour lui fournir, à mesure des besoins, les instruments nécessaires. A défaut d'autres, des deux qui maintiennent, chacun d'une main, une jambe du patient, l'aide qui est du côté opposé à celui de la hernie tient, de sa main libre, la bougie, si l'on opère pendant la nuit ; celui qui est du même côté concourt au manuel opératoire.

Quelques chirurgiens anesthésient alors le malade à l'aide du chloroforme. Je repousse cette pratique ; d'abord, parce que l'usage préalable de la glace a déterminé une insensibilité locale suffisante pour que l'opération ne cause qu'une douleur insignifiante ; en second lieu, parce qu'il peut y avoir des inconvénients à se donner, par la surveillance à exercer sur le malade, un surcroît de préoccupations qui peuvent altérer le sang-froid dont le chirurgien a besoin ici plus que dans toute autre circonstance ; troisièmement, parce que le malade, résigné et énervé, est toujours d'une docilité remarquable et qu'ainsi il n'est pas nécessaire de l'endormir ; enfin, parce que, s'il survient pendant l'opération une syncope, ce qui est commun, si le malade est déjà anesthésié, elle peut être funeste.

Incision. — Les auteurs donnent à ce sujet des préceptes qui varient suivant chaque espèce de hernie, de façon qu'au moment de la pratiquer, le chirurgien doit se les rappeler et les adapter au cas actuel, ce qui l'embarrasse souvent. Suivant moi, l'incision doit *toujours* être faite d'après une seule indication facile à saisir : C'est la forme de la tumeur, quelle que soit la hernie à laquelle on ait affaire. Le milieu de l'incision doit porter sur le centre de la tumeur et se prolonger des deux côtés suivant son grand diamètre ; c'est-à-dire que presque toujours elle est transversale, et ainsi, parallèle au pli de l'aine. Ce n'est que dans quelques hernies scrotales volumineuses qu'elle est verticale ;

(1) Si le lit est trop élevé, il se tient debout.

dans ce cas, elle ne doit pas être prolongée trop bas. L'incision, ainsi faite, laisse complètement indemnes les tissus des environs des anneaux, ce qui est très-heureux. Les dissections de voisinage qu'ils subissent en opérant différemment constituent une porte ouverte de plus aux inflammations internes ou externes consécutives au débridement.

Après avoir rasé le champ de l'opération, le chirurgien soulève la peau et *tout* ce qu'il peut saisir avec elle des tissus sous-jacents, en formant un pli perpendiculaire au grand diamètre de la tumeur; il en confie une des extrémités à l'un des aides; et, retenant l'autre, il incise ce pli à sa partie médiane jusqu'à sa base avec le bistouri convexe; puis, les extrémités du pli étant abandonnées, il prolonge son incision des deux côtés suivant le grand diamètre de la tumeur et dans toute son étendue, en ayant bien soin que sa profondeur soit la même partout; il évite ainsi les cloaques qui seraient une cause de retard pour la cicatrisation.

Recherche du sac. — Si le pli a été fait avec les précautions indiquées, il n'est pas rare que, du premier coup, le sac soit mis à nu, et apparaisse au moment où l'on laisse s'étaler la peau incisée. S'il n'en est pas ainsi, saisissant une à une dans le point correspondant au milieu de l'incision les couches celluleuses, à l'aide de la pince à dents de souris, le chirurgien les soulève légèrement et les coupe successivement en dédolant, avec le bistouri droit, et en rasant les mors de la pince, comme s'il voulait creuser là un trou de plus en plus profond.

Si, après avoir ainsi incisé un certain nombre de couches, il éprouve quelques doutes sur le tissu qui se présente au-dessous, afin de se donner du large, il glisse la sonde cannelée alternativement d'un côté et de l'autre, à travers le pertuis qu'il a préparé, toujours dans le sens de sa première incision, et sur ce conducteur sectionne les aponévroses entamées, jusqu'à ses deux extrémités.

Cela fait, il est rare, s'il a un peu d'expérience, qu'il ne soit pas exactement fixé sur la situation, et ne soit ainsi en mesure de régler sa conduite ultérieure. Mais si c'est pour la première fois qu'il opère, il devra se rappeler que, sauf dans des cas exceptionnels, j'insiste de nouveau là-dessus, le sac contient de la sérosité; à plus forte raison s'il s'agit d'une entérocèle. En conséquence, jusqu'à ce qu'il ait vu jaillir le liquide sous son bistouri, il pourra continuer, sans crainte, quoique avec de plus en plus grands ménagements, la section des tissus qu'il aura soulevés avec sa pince, surtout si, par de petites pressions brusques exercées avec la pulpe du doigt, recherchant de temps en temps la fluctuation, il constate profondément la présence d'un corps dur sur lequel le doigt va s'arrêter en déprimant le liquide. Ce dernier phénomème étant bien perçu, il pourra saisir dans un même pli les parois du sac en même temps que les couches qui lui sont superposées et en faire hardiment la ponction. S'étant alors assuré par un examen minutieux que c'est bien le sac qui a été ouvert, il agrandit l'ouverture suffisamment pour introduire son doigt, et sur ce guide, il coupe en deux coups, un de chaque côté, avec les ciseaux glissés aussi loin que possible, le sac et tout ce qui lui adhère. Le sac se vide du liquide qu'il contenait et l'intestin est alors complétement à découvert.

Si, dans le cours de la dissection, on blesse des vaisseaux importants, il va sans dire qu'ils sont liés à mesure.

Ainsi se passeront les choses quatre-vingt-dix fois sur cent ; cependant il faut ne pas oublier qu'il pourrait bien se faire que la hernie fût *sèche*, ou qu'il n'y ait pas de sac, ou qu'il soit très-mince, ou adhérent à l'instestin. Si, encore inexpérimenté, l'opérateur ne se sentait pas capable de distinguer les parois du sac de celles de l'intestin, il faut donc que, pour ne pas s'exposer à ouvrir celui-ci, il ait un autre repère qui lui permette de se reconnaître. Le voici : lorsqu'après une série de dissections opérées suivant les règles ci-dessus posées, il se présentera à son observation une tumeur lisse, facilement isolable, *avec le doigt seul*, des lames aponévrotiques voisines, s'il est dans l'incertitude sur la nature de cette tumeur, il n'a qu'à chercher à l'isoler entièrement jusqu'à son pédicule. Si, en la contournant alors sur ce dernier point avec l'extrémité du doigt, il a la sensation qu'elle n'est pas tout à fait indépendante des tissus voisins dans tout son pourtour, c'est qu'il a affaire au sac ; si, au contraire, il sent autour de ce pédicule un anneau rigide au-dessous duquel l'ongle peut être engagé, c'est l'intestin qu'il a sous les yeux. Il a ouvert le sac sans en avoir conscience.

C'est dans l'entéro-épiplocèle qu'on est le plus exposé à ne pas trouver de liquide dans le sac ; mais ici il y a une particularité qui permet d'opérer avec certitude : l'intestin étant situé en arrière et profondément, l'épiploon en avant et superficiellement, dès que le sac est ouvert, si peu que ce soit, il s'échappe immédiatement, en faisant hernie, un petit paquet de tissu graisseux sur la provenance duquel il est impossible de se méprendre. Il n'y a plus qu'à agrandir l'ouverture du sac, en procédant ainsi que je l'ai dit plus haut.

Il ressort de tout ce qui précède que dans tous les cas, d'après moi, le sac doit être ouvert. Je crois, en effet, qu'il est imprudent de ne pas s'assurer toujours de l'état de son contenu, et je ne conçois pas que l'on s'expose bénévolement à réintégrer dans l'abdomen, en n'ouvrant pas le sac, des organes dont la vitalité peut être compromise, et dont la présence dans la cavité péritonéale sera dès lors le point de départ d'accidents graves et même mortels. La seule possibilité de ces terribles conséquences condamne formellement la réduction sans examen préalable.

L'ouverture du sac présente d'ailleurs un avantage considérable, eu égard à l'impossibilité où l'on est le plus souvent de diagnostiquer si l'étranglement a lieu par le collet ou par l'anneau, c'est que, dans le premier cas, le débridement, toujours facile, pourra suffire, si peu profond qu'il soit, et dans le second, l'anneau sera bien plus aisément et plus sûrement atteint, en l'attaquant de ce côté, que si l'on eût procédé du dehors vers le dedans, ce qui est s'exposer à commettre des erreurs et à faire porter son bistouri sur toute autre chose que ce que l'on croit.

Cette somme de profits plaide singulièrement contre les débridements sans ouverture du sac, qu'ils portent sur son collet, ou en dehors de lui sur les anneaux, méthodes qui me paraissent devoir être rejetées sévèrement à cause : 1° des inconvénients et des dangers consignés plus haut ; 2° des difficultés inhérentes à la manœuvre opératoire ; 3° enfin des délabrements produits autour des anneaux par les dissections, délabrements susceptibles d'être le point de départ d'accidents inflammatoires graves.

Des arguments opposés à la méthode du débridement de dedans en dehors, le sac étant préalablement ouvert, un seul peut paraître sérieux, c'est que l'incision intéresse le péritoine ; mais l'expérience est là qui démontre à quel degré est bénigne cette incision tant redoutée. Que l'on consulte les statistiques des opérations de hernies étranglées, on verra en quel nombre les succès sont obtenus en opérant ainsi que je le conseille ; et, dans celles qui ont été suivies de mort, combien plus souvent la terminaison fatale est due à de tout autres causes qu'à la péritonite traumatique.

Débridement et réduction. — Les parties contenues dans le sac étant mises à nu, la conduite sera différente, d'abord, suivant que l'on aura devant soi une entérocèle ou une entéro-épiplocèle, et ensuite, dans le premier cas comme dans le second, suivant l'état de l'intestin.

1° *Entérocèle.* — Avant de pratiquer le débridement, il faut d'abord bien examiner si l'intestin est sain et libre de toute adhérence. Cette certitude acquise à l'aide : 1° des notions classiques d'anatomie pathologique que tout chirurgien doit posséder ; 2° des commémoratifs touchant la cause de l'étranglement, sa durée, son mode de développement, et le traitement mis en usage, le bout du doigt indicateur gauche (préférablement à la sonde cannelée absolument inerte et aveugle) est glissé aussi loin que possible entre l'intestin et le collet du sac, au niveau du point étranglé, et sert de conducteur intelligent au bistouri boutonné de Pott. Celui-ci introduit à plat sur la pulpe du doigt, est ensuite retourné de façon à présenter le tranchant à l'agent constricteur, dès que son extrémité en a dépassé les limites profondes. Si la hernie est inguinale, il sera tourné directement en haut ; si elle est crurale, il regardera en dedans ; on n'a pas à craindre, pas plus dans l'une que dans l'autre espèce de hernie, de léser le cordon spermatique, étant de règle de ne jamais faire des incisions profondes. Quant à la blessure des vaisseaux normaux ou anormaux de la région, on l'évitera si, avant d'introduire le bistouri, le doigt a étudié le terrain et constaté, par l'absence de battements, qu'il n'y a par là aucune artère volumineuse.

Le débridement étant opéré à l'aide d'un léger mouvement de scie imprimé au bistouri par la main qui le tient, tandis que le doigt introduit presse doucement sur le dos de la lame, le chirurgien retire le bistouri et s'assure avec le doigt resté en place que l'ouverture sera désormais suffisante pour permettre la réduction. Le doigt est alors retiré. Dans le cas contraire, toujours guidé par le doigt, le bistouri est porté sur un autre point de la circonférence, où une nouvelle incision est pratiquée de la même façon que la première ; et ainsi de suite si plusieurs débridements sont nécessaires.

Quelquefois l'étranglement est tellement considérable, qu'il est impossible, comment que l'on s'y prenne, de se servir du bout du doigt comme conducteur ; il faut alors faire saisir par un aide les parois du sac, et exercer sur elles une tension qui permette de glisser le bistouri à plat entre ses parois et l'intestin repoussé par l'opérateur avec l'indicateur de la main libre. Ce résultat obtenu, il n'y a plus qu'à retourner la lame et débrider comme dans le cas précédent. Si des débridements multiples sont nécessaires, ils se font avec le doigt comme conducteur, dès que son introduction est possible.

Il est classique, le débridement étant opéré, qu'avant de le réduire, on doit attirer légèrement à soi l'intestin pour prendre connaissance de son état soit au niveau du point étranglé, soit au-dessus. Je n'approuve pas cette manière de faire. Le chirurgien peut très-bien pressentir, par l'aspect seul de la portion d'intestin qu'il a sous les yeux, quel est le degré de striction subi, et quelles sont les altérations qui en sont la conséquence. Il s'expose, en attirant l'intestin à lui, à provoquer des éventrations comme j'en cite un exemple (Obs. II), et, ce qui est encore plus grave, à produire des déchirures, si l'intestin est peu résistant, ou si un second et quelquefois un troisième étranglement existent au-dessus du premier.

Si avant le débridement, il juge que l'intestint ne peut être réintégré sans danger, au lieu de débrider, pratiquant une large ouverture à l'intestin, il le laisse béant au dehors, se bornant là si l'intestin n'était que pincé ; opérant un débridement sur l'anneau correspondant, ou sur le collet du sac, cette fois de dehors en dedans, si c'est une anse entière qui est compromise. Ici se trouve l'emploi du bistouri courbe tranchant sur sa convexité.

Cela vaut beaucoup mieux que de détruire des adhérences qui sont, si l'on y réfléchit bien, la seule chance de salut du malade, et de s'exposer à produire des épanchements de matières fécales dans la cavité péritonéale, soit d'emblée, soit consécutivement, en essayant par des sutures quelconques de provoquer de nouvelles adhérences que l'on n'obtient que tout à fait exceptionnellement.

Je crois aussi qu'il est dangereux de réséquer la partie d'intestin que l'on suppose gangrenée. On risque de couper dans le vif et de provoquer des hémorrhagies. Il est préférable d'abandonner à la nature l'élimination des parties mortifiées.

L'intestin étant reconnu sain, il est réintroduit dans l'abdomen à l'aide du taxis, suivant le mode déjà décrit. Le bout du doigt est alors poussé à sa suite pour bien s'assure r que la réduction est complète, et étaler l'anse intestinale réduite si elle est considérable. C'est alors que s'écoule le liquide intra-péritonéal dont j'ai parlé.

Si, à ce moment, le chirurgien éprouve de la difficulté à pénétrer jusque dans la cavité abdominale, c'est qu'un second étranglement existe au-dessus du premier. Il faut alors exercer des tractions non pas sur l'intestin, mais sur les parois du sac. L'intestin se représente de lui-même, et le doigt, introduit de nouveau entre lui et les parois du sac, ayant permis de reconnaître le point sur lequel siége l'étranglement, on le détruit en se servant du bistouri boutonné droit. La réduction est dès lors facile, à moins qu'il n'existe un troisième étranglement justiciable des mêmes moyens que le second.

2° *Entero-épiplocèle.* — Tout ce que je viens de dire s'applique à l'intestin que l'on trouve dans la hernie entero-épiplocèle. Il ne me reste plus qu'à exposer comment on doit se comporter vis-à-vis de l'épiploon qui lui est adjacent.

Divers arguments ont tour à tour été fournis à l'appui des opinions si opposées, soutenues par divers chirurgiens, sur ce qui doit être fait dans ces circonstances. Ils sont présents à la mémoire de tous, et s'ils étaient oubliés on les retrouverait reproduits tout au long dans les nombreux traités spéciaux. Je ne les discuterai pas ici. Quand j'ai commencé à opérer des hernies, je les connaissais parfaitement, et la contradiction des doctrines me laissant une grande hésitation dans l'esprit, je mis alternativement à exécution les préceptes si différents des maîtres. Il ne m'a pas fallu longtemps pour fixer mes idées. L'expérience est pour moi irrévocablement faite, et je voudrais avoir assez de crédit pour qu'à cette occasion mes conseils fissent loi, tellement mes convictions sont profondes, arrêtées et complètes. *Jamais*, dans quelque état d'intégrité physiologique ou anatomique que l'épiploon puisse paraître, il ne doit être réintégré. Pour une fois que sa réintégration sera sans inconvénient, il y en aura cinquante où elle sera la cause de l'insuccès de l'opération, par développement d'inflammation consécutive intra-abdominale. Il n'y en a au contraire absolument aucun à ce que l'épiploon ne soit pas réduit.

Ceci admis, les auteurs sont encore en désaccord sur un second point : que faire de cet épiploon ? Ceux-ci veulent qu'on le laisse tout simplement dans la plaie ; ceux-là, qu'on l'étrangle dans une ligature portée sur son pédicule ; d'autres enfin qu'on le lie et qu'on le résèque.

Je ferai remarquer que ces trois opinions se réduisent à deux : ne pas y toucher ou le réséquer ; car, en définitive, quand on a étranglé l'épiploon, le laisser tomber en gangrène dans la plaie, et se créer ainsi une source de désagréments, d'embarras et de complications, constitue une manière d'agir qui ne se justifie guère. Des deux partis à prendre, laisser l'épiploon tel quel, ou le lier et le réséquer, le dernier est celui que je proclame hautement le meilleur. Etrangler l'épiploon par une ou deux ligatures fortement serrées sur son pédicule, au ras de l'anneau, et l'exciser immédiatement, voilà quelle doit être la règle. Jamais on ne se repentira de l'avoir suivie, jamais on ne verra survenir de ce côté des complications dangereuses. Quant au moment où cette résection devra être faite, il est clair que ce ne sera qu'après s'être bien rendu compte de la présence et de la position de l'intestin, et l'avoir scrupuleusement isolé de l'épiploon. Sans cela, on s'exposerait à comprendre dans la ligature l'anse intestinale dissimulée dans la masse. Cela fait, s'il ne gêne pas, on peut débrider, réduire l'intestin et terminer par la ligature et la résection de l'épiploon. S'il gêne, on se débarrasse d'abord du paquet épiploïque, et l'on termine par le débridement et la réduction de l'intestin.

On rencontre chez certains sujets l'épiploon adhérent au sac par quelques brides plus ou moins épaisses, plus ou

moins solides ; il va de soi que l'on doit détruire ces adhérences ; pour cela faire, on étreint chacune de ees brides
par deux petites ligatures, dont l'une placée aussi près du
sac que possible, et l'on coupe entre les deux ; de cette
façon on empêche toute perte de sang.

Il y a quelques mois à peine, M. Valette, professeur de
clinique chirurgicale à l'Ecole de médecine de Lyon, a introduit dans la science et a recommandé une méthode opératoire
qui lui a donné d'excellents résultats. La voici telle qu'il
la décrit lui-même (*Lyon médical*, 26 novembre 1876,
p. 450) :

« J'ai la conviction d'avoir diminué encore la gravité de l'opération de la hernie étranglée par le procédé que j'ai imaginé, et
qui consiste à faire immédiatement l'occlusion du sac herniaire ,
c'est-à-dire à transformer la plaie pénétrante de l'abdomen en
plaie non pénétrante, aussitôt après que l'on a obtenu la réduction de l'anse intestinale herniée. Je remplis cette indication de la
manière suivante : je soulève les deux lèvres du sac, en appli-
quant l'une contre l'autre les surfaces séreuses ; puis je les saisis
entre les branches de la pince caustique ; par cette manœuvre
facile à exécuter, l'ouverture faite au péritoine se trouve hermé-
tiquement fermée. La péritonite consécutive est prévenue, car la
cautérisation se montre ici avec ses caractères ordinaires. L'inflammation est toujours limitée, circonscrite ; des adhérences se
forment en arrière du point cautérisé, et quand l'eschare tombe,
la cavité du sac est complétement oblitérée, par la raison toute
simple que ces deux phénomènes, élimination de l'eschare et
formation d'adhérences en arrière, sont solidaires l'un de l'autre.
C'est le même procédé opératoire que je suis quand je trouve de
l'épiploon dans le sac, avec la modification légère qui est imposée
par la présence des tissus qu'il s'agit de retrancher.

» L'opération est commencée comme à l'ordinaire : le sac est
ouvert avec précaution et incisé dans une étendue aussi petite
que possible, suffisante toutefois pour permettre les manœuvres,
l'épiploon est écarté, au besoin ses adhérences avec le sac sont
rompues, afin de pouvoir bien constater la position et l'état de
l'intestin. On procède, en un mot, comme on a coutume de le
faire pour le débridement et la réduction de l'anse intestinale. Ceci

fait, l'épiploon est confié à un aide qui le soulève par son extrémité libre ; les deux lèvres sont, comme il a été dit plus haut,
appliquées l'une contre l'autre ; elles sont naturellement séparées
dans une certaine étendue par la base de l'épiploon. Je glisse
alors au-dessous des doigts de l'aide qui maintient les lèvres du
sac les branches de la pince caustique. L'instrument, serré et
fixé, étrangle nécessairement une portion du sac et l'épiploon ; un
coup de bistouri suffit pour enlever la masse plus ou moins volumineuse qui se trouve au devant des pinces. J'ai l'habitude de
placer au devant d'elles, et transversalement, trois ou quatre
épingles, afin, de rendre impossible le retrait du petit moignon
étranglé ; enfin pour dessécher plus rapidement les tissus, et
activer les effets de la cautérisation, j'applique sur cette petite
surface qui fait saillie au devant des pinces une bandelette de pâte
de chlorure de zinc ; l'opération est alors entièrement terminée.
Toutefois, comme en pareille matière on ne saurait être trop
prudent, j'ai la précaution de glisser au-dessous de la pince
caustique du coton cardé roulé en forme de corde, de la grosseur
du doigt, et bien imbibé d'huile ; les tissus sous-jacents sont ainsi
exactement protégés, et complétement à l'abri de la diffusion
possible du caustique.

» L'effet immédiat obtenu par cette opération est l'occlusion
complète du sac et la résection de la masse épiploïque qui se trou-
vait dans la hernie. Quant au résultat définitif, on le devine. Le
moignon épiploïque et une portion du sac sont confondus dans
une eschare qui est éliminée au bout de quelques jours. Une cicatrice solide ferme l'ouverture abdominale. Dans quelle étendue se
ont les adhérences, surtout lorsqu'un petit moignon épiploïque
est compris dans le tissu inodulaire? C'est un point de physiologie
pathologique qu'il serait intéressant de pouvoir élucider. Il est
incontestable qu'après l'opération de la hernie étranglée simple,
la cure radicale peut être obtenue ; cette possibilité n'est pas mise
en question ; j'ajoute que cette éventualité est plus fréquente avec
mon procédé opératoire, parce que le tissu inodulaire qui succède
aux plaies faites par la cautérisation est plus épais, plus résistant
que la cicatrice d'une plaie par l'instrument tranchant ; je n'ai eu
qu'une fois l'occasion de vérifier ce que devenaient les tissus divisés. L'observation a été consignée dans la thèse de M. Mocquin (1). »

(1) Thèses de Montpellier. — Mocquin. *D'un moyen de prévenir la péritonite consécutive à la kélotomie.* Année 1855.

Je suis tout disposé à accepter comme incontestables les succès obtenus ainsi par M. Valette ; cependant quelques doutes me restent : 1° Sur la réalisation du résultat définitif qu'il cherche à obtenir ; 2° sur l'innocuité du procédé. -

Il me semble que la présence du caustique si voisin du péritoine constitue une complication grave de l'opération. M. Valette dit qu'il n'a jamais vu aucun accident en être la conséquence, et je le crois volontiers sur parole, mais après une série non interrompue, paraît-il, de guérisons obtenues par cette méthode, est-on bien sûr qu'on n'aura pas à en subir une autre où l'on verra les opérés succomber à la suite d'accidents inflammatoires incoercibles ? Aussi, faut-il attendre une plus longue expérience pour juger une pratique qui me paraît bien dangereuse, eu égard au profit très-problématique qu'on en peut espérer.

Soins consécutifs. — L'opération terminée, dans le cas d'enterocèle, on tentera la réunion par première intention de la plaie, en en réunissant les lèvres par des points de suture ; dans celui d'entero-épiplocèle avec ligature et résection de l'épiploon, on essaiera, en laissant les fils dans la plaie, dont les bords seront suturés comme ci-dessus, de la réduire à un simple trajet fistuleux.

Une compression aussi exacte que possible sera faite avec de la charpie floche, maintenue par des compresses triangulaires et un spica. Dans les cas d'ouverture de l'intestin, on fera un pansement consécutif simple. Puis le malade replacé dans son lit, dans la position classique, on lui administrera d'abord quelques légers toniques, et bientôt après, si les selles n'ont pas déjà reparu, une potion purgative, par cuillerées espacées, que l'on supprimera dès qu'elles reparaîtront.

Dans la suite, les indications varieront suivant les circonstances, et il est impossible de rien préciser à cet égard.

5

Ordinairement, à la suite des opérations d'entero-épiplo-cèles avec résection de l'épiploon, il y a dans les premiers jours une suppuration très-abondante, présentant comme odeur et aspect les mêmes caractères que les matières intestinales. Elle est due à la déliquescence de l'épiploon et des tissus graisseux. Il faut être prévenu de cela, car on pourrait croire à une perforation de l'intestin.

De quelques accidents qui surviennent à la suite des opérations.

On voit souvent, après l'opération la mieux faite, et sur des tissus en apparence aussi sains que l'on puisse le désirer la mort arriver rapidement. Elle est due alors à la sidération produite sur le système nerveux par la violence de l'étranglement, ou à l'inanition résultant de la prolongation des accidents. L'étranglement levé, les accidents cessent; mais, dans les deux cas, le malade est à bout, et il succombe (Obs. XI, LX, LXII, LXV, XLVII).

D'autres fois, les selles, ayant reparu un instant, ne se reproduisent plus. La réapparition des selles tient à ce que, l'étranglement étant supprimé, et le mouvement péristaltique se rétablissant, les matières contenues dans l'intestin *au-dessous du point étranglé* sont expulsées en totalité ou en partie. Mais si la portion d'intestin réduite, par l'effet d'une contusion trop considérable ou d'une constriction trop persistante, a perdu sa vitalité et son fonctionnement, ses parois inertes, affaissées, devenues imperméables, forment obstacle aux matières intestinales qui viennent *d'en haut*, et pour peu qu'il y ait de dispositions à la péritonite, il s'établit des adhérences qui finissent par reconstituer un étranglement interne dont la mort est presque toujours la conséquence fatale et prochaine (Obs. I, III, VI, VII). Il est rare, quand elles ont cessé une fois, que les selles reparaissent et que le malade guérisse. D'ordinaire, avant que l'in-

testin ait eu le temps de redevenir perméable , les complications locales ou générales emportent l'opéré. Il y a
cependant d'heureuses exceptions (Obs. XXVI et XXIX).

On voit les mêmes phénomènes se montrer dans bien des
cas à la suite de la réduction des hernies par le taxis , sans
opération , surtout s'il a été trop énergique.

Enfin , indépendamment de ces complications , avant
d'être en bonne voie de guérison , le malade a encore à
redouter la péritonite , l'entérite , l'érysipèle , la gangrène
de la plaie , les perforations consécutives , etc.

D'où la conclusion que, pour que la kélotomie soit pratiquée dans les meilleures conditions et présente le plus de
chances de succès, tout en se gardant d'une trop grande
précipitation , elle doit être le plus rapprochée possible du
début de l'étranglement.

OBSERVATIONS

A. — **Hernies inguinales**.

1° Entérocèles.

Observation I. — X..., laboureur, jouit d'une modeste aisance ; est âgé de quarante-cinq ans ; il habite la commune de Saint-Jean-de-l'Union ; atteint depuis plusieurs années d'une hernie inguinale du côté droit, il porte habituellement un bandage. Pris subitement de coliques sans cause connue, il est obligé de quitter son travail et de se mettre au lit. Ce n'est que le troisième jour qu'il consulte son médecin. Celui-ci pendant trois jours encore essaie, après avoir constaté l'étranglement, de le réduire par le taxis modéré répété à divers intervalles. Il fait usage des antiphlogistiques locaux, un lavement purgatif est administré. Les accidents s'aggravent, je suis appelé : Tumeur comme un œuf de poule, régulièrement rénitente, douloureuse, suppression des selles, vomissements fréquents de matières intestinales, péritonite abdominale manifeste, état général cholériforme. Opération immédiate : Entérocèle ; sérosité sanguinolente dans le sac ; intestin enflammé, mais normalement coloré et consistant ; débridement du sac et de l'anneau inguinal en haut ; difficultés de réduction ; second débridement en dehors du précédent ; même difficulté de réduction ; troisième débridement plus en dehors, même difficulté ; cependant, le doigt introduit, déprimant l'intestin, sent qu'il est libre à l'anneau ; l'extrémité du doigt constate un second étranglement plus haut ; celui-ci étant sectionné en haut à l'aide d'un long bistouri boutonné, l'intestin rentre sans effort. A la sortie du doigt, il s'écoule une grande quantité de liquide péritonéal. Réunion des lèvres de la plaie par trois points de suture. Pansement à plat et compression ; potion avec l'huile de ricin émulsionnée. Une selle dans la nuit. Péritonite intense ; les selles ne reparaissent pas Mort vingt-quatre heures après l'opération.

Observation II. — X...., commissionnaire, de condition pauvre, habitant de Toulouse, âgé de vingt-huit ans, atteint de hernie inguinale du côté droit depuis trois ans, à la suite d'un effort. Port intermittent d'un bandage, son application étant douloureuse et la hernie ne rentrant jamais complétement; étranglement spontané sans cause connue depuis deux jours. Un traitement anti-phlogistique local et des efforts de taxis multipliés étant inutiles, le malade entre à l'hôpital. Lavement de tabac et application de glace pendant vingt-quatre heures. A la visite du matin (quatrième jour de l'étranglement), je constate les phénomènes suivants : Tumeur globuleuse du volume d'un gros œuf, régulière, rénitente, peu douloureuse ; suppression des selles ; nausées fréquentes ; vomissements rares et peu abondants de matières intestinales ; abdomen légèrement ballonné, un peu douloureux ; état général assez satisfaisant ; opération immédiate : Le sac assez distendu contient : 1° de la sérosité rosée ; 2° une anse complète d'intestin mesurant environ six centimètres sur sa grande courbure. Débridement facile du sac et de l'anneau en haut ; quoique le doigt franchisse l'anneau en déprimant l'intestin, plusieurs tentatives de réduction sont inutiles ; l'intestin me paraissant dans de bonnes conditions, je l'attire légèrement à moi afin de le rendre plus réductible en disséminant les gaz qu'il contient dans une plus grande étendue; au premier effort l'intestin cède, et tout à coup, malgré toute opposition, il s'en échappe environ un mètre qui s'étale en spirale sur le ventre. Pendant quelques instants, la réduction est impossible, mais bientôt le malade tombe en syncope, et pendant sa durée, je parviens, non sans peine, à faire rentrer tout le paquet; il s'écoule alors par l'anneau un demi-verre environ de sérosité. Pendant que les aides s'efforcent de ranimer l'opéré, je réunis les lèvres de la plaie par trois points de suture, et fais un pansement à plat suivi d'une compression méthodique avec un spica. L'opéré, revenu à lui, est reporté dans son lit. Onctions d'onguent napolitain sur l'abdomen, pas de purgatif. Les vomissements ne se reproduisent pas, mais la première selle n'apparaît que dans la soirée. Guérion complète, en douze jours, sans complication.

Observation III. — X...., homme d'équipe au chemin de fer, de condition pauvre, habitant Toulouse, âgé de trente-cinq ans, atteint de hernie inguinale droite depuis deux ans, ne porte pas de bandage; étranglement, suite d'une ribote; traitement à domicile pendant quarante-huit heures; taxis violent et prolongé; entre à l'Hôtel-Dieu le troisième jour. Tumeur comme un petit œuf, dure, douloureuse au toucher, et tout autant spontanément. Pas de péritonite abdominale; vomissements fréquents; .face grippée, vive anxiété; opération immédiate: Sac rempli de caillots de sang; intestin adhérent aux caillots, mais facilement isolable, couleur lie de vin, mais d'une consistance normale, fortement distendu; le bout du doigt ne peut se placer entre l'intestin et le sac pour conduire le bistouri boutonné; ce n'est qu'en tendant les parois du sac que le bistouri peut être glissé et contourner l'ouverture au niveau de l'anneau; après un premier débridement en haut, le doigt peut conduire le bistouri, de façon à pratiquer deux nouveaux débridements; l'intestin est alors facilement réduit. Réunion et pansement ordinaire; potion à l'huile de ricin. Pas de selles, mais pas de vomissements; péritonite modérée, mais aspect de plus en plus cholériforme du malade, syncopes. Mort douze heures après l'opération.

Observation IV. — X..., brasseur, de condition pauvre, habitant Toulouse, âgé de trente ans, atteint de hernie inguinale droite depuis cinq ans, facilement réductible en totalité, ne porte pas de bandage; étranglement occasionné par un coup violent sur la hernie (chute sur le bord d'une cuve); traitement à domicile pendant quarante-huit heures. Bains, sangsues, frictions mercurielles, taxis répété et prolongé, lavement purgatif. Entre à l'Hôtel-Dieu le troisième jour dans un état de souffrance indescriptible, presque convulsif; tumeur de la grosseur d'un œuf de dinde, dure, globuleuse, régulièrement douloureuse; pas de selles, vomissements. Il réclame à grands cris l'opération qui est aussitôt pratiquée: A peine le sac est incisé, que la masse intestinale étranglée prend un développement double, comme un ballon d'enfant que l'on insuffle. Il n'y a pas une goutte de sérosité dans le sac; l'intestin est violemment injecté. Au moment de l'incision du sac, le malade a éprouvé un immense soulagement. Débridement et réduction faciles; pansement ordinaire; potion purgative. Les selles reparaissent une heure après l'opération. Dès le lendemain, les accidents d'une péritonite généralisée s'accentuent de plus en plus, et le malade meurt trois jours après l'opération.

Observation V. — X..., 50 ans, cordonnier, misérable, est affecté depuis longues années d'une hernie inguinale du côté droit; il ne porte pas de bandage. Sa hernie du volume d'un œuf de pigeon, globuleuse, est facilement réductible. A la suite d'une longue course, il est pris des accidents ordinaires de l'étranglement; il entre à l'Hôtel-Dieu vingt-quatre heures après. L'interne de garde essaie inutilement le taxis, un lavement de tabac est donné sans résultat. Application de glace. Le lendemain matin, à la visite, je constate la suppression des selles, quelques vomissements; état général bon. Le taxis est essayé de nouveau; au bout de quelques minutes, la hernie rentre brusquement avec le bruit de glouglou propre aux entérocèles, il ne reste absolument rien dans l'aine. Potion purgative à l'huile de ricin. Les selles reparaissent dans l'après-midi. Le malade quitte l'Hôtel-Dieu trois jours plus tard.

Observation VI. — X...., soixante-quinze ans, brassier, misérable, pensionnaire incurable à l'hospice de la Grave. Hernie volumineuse très-ancienne, inguinale gauche, rentrant facilement d'habitude, mais se reproduisant aussitôt et ne pouvant être contenue par aucun bandage. Port habituel d'un suspensoir. A la suite d'une marche forcée (procession), syncope à la rentrée, puis nausées, douleur inguinale, impossibilité de réduction de la hernie. Application de glace. Le lendemain matin, le taxis est essayé de nouveau sans résultat; un lavement purgatif est rendu tel qu'il a été pris; pas de selles; quelques vomissements se produisent, cependant l'état général n'est pas trop mauvais. Bouillon à la glace par cuillerées à café, continuation de la glace sur la tumeur. Le deuxième jour, quelques efforts légers de taxis, provoquent la rentrée de l'intestin; dès qu'il est abandonné à lui-même, il fait hernie de nouveau. Continuation de la glace *intùs et extrà;* potion purgative à l'huile de ricin. Tous les accidents disparaissent, les selles se rétablissent dans la journée, et deux jours après, le malade replace son suspensoir, se lève et reprend ses habitudes.

Observation VII. — X....., cinquante-cinq ans, meunier à Montastruc, dans une position de fortune aisée, est atteint d'une hernie inguinale droite depuis longues années; il porte habituellement un bandage. Trois jours avant que je sois appelé, sans cause connue sa hernie s'est étranglée. Le médecin de la localité a essayé inutilement le taxis. Deux bains ont été donnés ; des sangsues ont été appliquées, ainsi que des frictions belladonées ; le malade a pris un lavement purgatif, il n'a pas ramené les selles supprimées dès le début ; une potion purgative a été vomie. A mon arrivée, je constate la suppression des selles, les vomissements de matières intestinales. Tumeur herniaire du volume d'un œuf de poule, régulière, rénitente, peu douloureuse. Péritonite commençante ; état général un peu déprimé. Après un essai de taxis de quelques minutes, j'opère immédiatement : Le sac contient une cuillerée environ de sérosité sanguinolente ; l'intestin est seul ; une anse d'une longueur de six ou sept centimètres est étranglée au niveau de l'anneau inguinal ; elle est vivement congestionnée, mais brillante et distendue. Le débridement a lieu sur trois points, successivement en haut et en dehors, après deux tentatives infructueuses de réduction. Après la troisième incision, la rentrée a lieu sans efforts ; dès que le doigt est retiré, il s'écoule près d'un demi-litre de sérosité citrine parfaitement limpide. Réunion des bords de la plaie à l'aide de trois points de suture ; pansement simple ; compression avec un spica ; potion purgative. Le malade vient me remercier et chercher un nouveau bandage à Toulouse, douze jours après. La cicatrisation a eu lieu en sept jours, sans suppuration ; les fils ont été enlevés le cinquième jour.

Observation VIII. — X...., trente-cinq ans, jardinier à Aucanville, position de fortune aisée, est affecté d'une hernie inguinale du côté gauche, depuis plusieurs années ; il porte habituellement un bandage qui contient mal la hernie. Cependant, il la fait rentrer tous les soirs en se couchant ; il entre à l'Hôtel-Dieu après trois jours d'étranglement survenu sans cause connue. La tumeur est du volume d'un œuf de poule, régulière, globuleuse, rénitente, douloureuse ; nausées ; vomissements bilieux ; suppression des selles ; état général satisfaisant. Un lavement purgatif ne donne aucun résultat, il en est de même de quelques essais de taxis ; le taxis a, du reste, été tenté avant l'entrée du malade à l'hôpital. L'opération est décidée, mais le malade s'y refuse absolument, et pendant trois jours, quels que soient mes efforts de persuasion, il persiste dans sa détermination. Pendant ce temps, des applications de glace sont faites continuellement, aussi exactement que le permet l'indocilité du malade. Le quatrième jour (sixième de l'étranglement), en arrivant à l'Hôtel-Dieu, à la visite du matin, je trouve le malade se promenant dans la cour, replié sur lui-même, les mains appliquées sur l'aine, poussant des cris répétés de douleur. Sur son nouveau refus de se laisser opérer, je le fais mettre dans une voiture et reconduire chez lui (huit kilomètres). Le lendemain, huitième jour de l'étranglement, le médecin de la localité vient lui-même me prier d'opérer le malade. Je suis surpris, à mon arrivée, du peu de gravité de l'état général, cependant tous les accidents de l'étranglement persistent avec une vive douleur locale. L'opération est immédiatement pratiquée : Le sac ouvert laisse écouler une petite quantité de sérosité sanguinolente ; l'intestin est seul, une anse de cinq centimètres environ est étranglée au niveau de l'anneau inguinal ; elle est parfaitement saine, à peine congestionnée, mais très-distendue par les gaz ; après un seul débridement pratiqué en haut, l'intestin rentre avec la plus grande facilité ; le doigt retiré, il s'écoule un verre de sérosité citrine et limpide, un peu onctueuse. Réunion de la plaie avec trois points de suture ; pansement simple ; spica ; potion purgative· Neuf jours après, le malade vient *à pied* me remercier à Toulouse. La réunion a été immédiate ; mon confrère, constatant la cicatrisation complète, a enlevé les fils, le sixième jour.

Observation IX. — X..., quarante ans, homme de peine, rue du Rempart-Saint-Etienne. Appelé à huit heures du soir par un confrère, j'apprends que le patient est atteint depuis longtemps d'une hernie ombilicale et d'une hernie inguinale du côté droit ; toutes les deux rentraient facilement ; il portait un bandage inguinal ; les accidents d'étranglement, survenus sans cause appréciable, datent de la matinée seulement ; ils sont complets et accompagnés de souffrances très-vives et de dépression générale assez intense. Le taxis tour à tour pratiqué sur chacune des hernies n'amène aucun résultat. Vu l'état récent de ces accidents et notre incertitude sur le siége de l'étranglement à l'ombilic ou à l'aine, nous prescrivons un lavement purgatif, des applications de glace, et nous prenons rendez-vous pour le lendemain matin. M'étant présenté à l'heure dite, j'apprends que le malade a succombé dans la nuit, vers deux heures du matin.

Observation X. — X..., soixante-cinq ans, terrassier à Tournefeuille ; position de fortune aisée, est atteint de hernie inguinale droite, volumineuse, depuis longues années. Port habituel d'un bandage ; étranglement sans cause appréciable. Appelé par le médecin qui lui a donné des soins déjà, le cinquième jour, je constate la suppression des selles, les vomissements de matières intestinales, une tuméfaction du ventre assez considérable, une dépression générale assez prononcée, une anxiété très-vive. La tumeur est du volume du poing, globuleuse, régulière, rénitente, modérément douloureuse. Après quelques efforts infructueux d'un taxis, très-modéré du reste, l'opération est pratiquée : A l'ouverture du sac il s'écoule très-peu de liquide ; il est rempli assez exactement par une anse d'intestin de vingt centimètres environ, assez fortement congestionnée, mais parfaitement saine. L'étranglement a lieu au niveau de l'anneau inguinal externe. Un premier débridement en haut sur ce point ne permettant pas la réduction, je glisse mon doigt indicateur gauche entre l'intestin qui se déprime facilement et les parois internes du sac, et je constate une sorte de gaine formée par celles-ci, remontant assez haut, mais jouant librement dans l'anneau inguinal. Attirant alors à moi sac et intestin à la fois, je pratique un second débridement, sur le sac seul, au niveau de l'anneau inguinal me servant de point d'appui. Confiant alors à un aide les parois du sac sur lesquelles est exercée une traction modérée qui empêche son refoulement, je procède à la réduction de l'intestin qui se fait assez facilement. Réunion avec trois points de suture, mais placement à plat dans le fond de la plaie, suivant son plus grand diamètre, d'une mèche de charpie, dont une extrémité fait saillie au dehors, dans le but de faire l'office d'un drain. Pansement ordinaire ; spica ; potion purgative. Guérison en vingt jours.

Observation XI. — X....., vingt-huit ans, perruquier, rue Saint-Jérôme, sans fortune ; depuis quelques temps avait remarqué une petite tumeur dans l'aine droite apparaissant et disparaissant à divers intervalles ; dans un effort pour repousser un gros meuble, il a éprouvé une vive douleur dans l'aine, et il s'est produit une petite tumeur de la grosseur d'une noix, très-douloureuse ; bientôt sont apparus les accidents de l'étranglement. Un médecin appelé deux heures après le début de ces accidents, pratique trois fois pendant demi-heure, à un intervalle de temps assez court, un taxis énergique. Les accidents empirent ; un autre confrère et moi sommes appelés en consultation, et après avoir constaté les phénomènes ordinaires de l'étranglement, nous prescrivons l'abstention de nouvelles tentatives de taxis, une application de sangsues, des onctions d'onguent belladoné, un bain, un lavement purgatif et de la glace à l'intérieur. Nous prenons heure pour le lendemain matin. Nous étant rendus à l'heure dite (vingt-quatre heures après le début des accidents d'étranglement), nous en constatons la persistance, et de plus, un état général cholériforme qui ne laisse aucun doute sur une prochaine terminaison fatale. Je crois cependant de mon devoir de ne pas ôter à ce malheureux la seule chance de salut qui lui reste, et je procède à l'opération : Le sac ouvert est trouvé rempli de caillots sanguins ; au milieu d'eux, on découvre une petite portion d'intestin infiltrée de sang, ce qui lui donne un aspect violacé, elle est cependant assez résistante, brillante, et ne paraît pas sphacelée ; elle est tellement serrée à l'anneau inguinal qu'il est impossible de glisser le bout du doigt pour conduire le bistouri boutonné. Le sac étant tendu par un des aides, je glisse un bistouri très-étroit qui contourne l'anneau, et appuyant le doigt indicateur gauche sur le côté non tranchant de la lame, j'exerce une pression qui sectionne l'anneau avec le bruit de la corde d'un arc que l'on coupe ; la réduction se fait sans difficulté. Réunion et pansement ordinaires. Mort deux heures après l'opération.

Observation XII. — M. G..., boucher, cinquante ans, rue Temponières, position de fortune aisée, est atteint de hernie inguinale droite volumineuse, depuis très-longtemps ; il porte habituellement un bandage ; la hernie rentre et sort tout aussi facilement, et dans le premier cas, il ne reste rien dans le scrotum. L'étranglement survenu sans cause appréciable existe depuis trois jours, lorsque je suis appelé par le confrère qui lui a donné pendant ce temps les soins ordinaires. Je constate que les accidents de l'étranglement sont assez intenses, mais l'état général, malgré des complications indépendantes de la hernie (asthme), est assez satisfaisant. Après quelques légères tentatives de taxis, je prescris un lavement purgatif et des applications de glace sur la tumeur, du volume du poing, globuleuse, régulière, rénitente et modérément douloureuse. Le lendemain, les accidents persistant, et une nouvelle tentative de taxis ayant été inutile, je procède à l'opération : Le sac incisé contient : 1° Une très-petite quantité de sérosité limpide ; 2° un paquet d'intestin de trente centimètres de long environ, vivement congestionné et fortement distendu, mais paraissant sain. L'étranglement, siégeant au niveau de l'anneau inguinal, paraît formé plutôt par le sac considérablement épaissi sur ce point que par l'anneau lui-même, qui semble avoir des diamètres considérables. Un seul débridement en haut suffit pour permettre l'introduction facile du doigt ; la réduction de l'intestin est obtenue sans difficultés. Six points de suture sur la plaie, qui mesure quinze centimètres ; drainage avec une mèche de charpie ; pansement ordinaire ; spica ; potion purgative. Retour des selles deux heures après l'opération. Guérison en trente jours.

Observation XIII. — M. P.... cinquante-cinq ans, boucher, rue Pargaminières, position de fortune aisée, était affecté d'une hernie inguinale droite, depuis longtemps, et portait habituellement un bandage qui ne contenait pas toujours très-exactement la hernie. Je fus appelé auprès de lui le quatrième jour de l'étranglement qu'il ne savait à quoi attribuer. Les accidents étaient au complet et très-intenses, avec un retentissement profond sur l'état général. Ayant constaté la présence dans l'aine d'une tumeur du volume d'un œuf de poule un peu allongé, régulière, rénitente et assez douloureuse, le médecin qui avait donné des soins au malade dès le début me fit part que, deux fois, la tumeur était rentrée sous les efforts d'un taxis assez énergique, et qu'il ne s'expliquait pas dès lors la persistance des accidents d'étranglement. Ayant émis quelques doutes sur la possibilité de la rentrée de cette hernie, il pratiqua de nouveau le taxis devant moi, et à mon grand étonnement, la hernie rentra avec un bruit de gargouillement considérable ; nous prescrivîmes une potion purgative, et pratiquâmes la compression avec un spica. J'avoue qu'en me retirant, je n'emportais pas une satisfaction entière. Tout cela me semblait fort louche, aussi fus-je peu surpris lorsque le lendemain je fus rappelé par mon confrère ; les phénomènes d'étranglement persistaient et l'état général était déplorable. Je me hâtai d'enlever le spica, et je constatai alors que le pli de l'aine n'était plus libre comme la veille ; il était occupé par une tumeur un peu aplatie sur laquelle la palpation déterminait une certaine fluctuation et un gargouillement évident. Il me parut dès lors que tout était expliqué : deux fois mon confrère avait fait rentrer la hernie et le sac qui l'étranglait ; à la troisième, la rentrée s'était compliquée de la rupture de l'intestin. Nous fûmes d'avis que le cas était fatalement mortel, vu la gravité de l'état général, et que toute opération étant inutile, il y avait lieu de s'abstenir, pour ne pas qu'on nous accusât d'avoir abrégé les jours du malade par une opération intempestive ou maladroite ; il succomba quelques heures plus tard.

Observation XIV. — X..., trente ans, commissionnaire, rue de la Pomme, misérable, atteint d'une hernie inguinale gauche depuis quelques années, portait un bandage d'une façon fort irrégulière. Au moment où je suis appelé, il y a deux heures que le malade se roule par terre avec de vives douleurs à l'aine ; il a déjà vomi une fois ; la tumeur est dure, rénitente, douloureuse, du volume d'un œuf de poule. Après quelques légers efforts de taxis, je fais mettre le malade au lit ; on lui donne un lavement purgatif, et de la glace est appliquée sur la hernie. Six heures plus tard, je trouve le malade un peu moins souffrant ; le lavement n'a pas eu d'effet ; un nouveau vomissement s'est produit. Je pratique de nouveau le taxis, mais inutilement ; je fais alors placer le malade dans un fauteuil Voltaire, la tête en bas, le dos correspondant au siége du meuble, et la partie postérieure des jambes au dossier ; les pieds qui dépassent celui-ci sont maintenus par un aide. Procédant alors de nouveau au taxis, la hernie rentre au bout de quelques minutes de tentatives très-modérées.

Observation XV. — M. R..., soixante-cinq ans, rue de la Bourse, négociant, porte dans un suspensoir une vieille hernie inguinale irréductible ; plusieurs fois j'ai été appelé en toute hâte auprès de lui pour des accidents d'étranglement au début, toujours facilement conjurés. Un jour cependant, les moyens ordinaires (bains, onguent napolitain, glace) ayant échoué, les vomissements devenant plus fréquents, les selles ne reparaissant pas, le ventre se météorisant, je commençais à être sérieusement inquiet. Enfin, le huitième jour, alors que je me consultais pour savoir si je devais opérer, et de quelle façon, les selles reparurent, provoquées par la persistance de l'administration de la potion purgative et de l'application de la glace.

Observation XVI. — M. R..., trente ans, propriétaire à Saint-Simon, avait bien cru remarquer un *commencement* de hernie inguinale du côté droit, mais il n'y attachait pas d'importance. Un jour de foire aux chevaux, à Toulouse, il veut faire un mouvement de côté pour éviter une ruade, son pied glisse et il fait un violent effort pour ne pas tomber. A l'instant, il ressent une vive douleur dans l'aine et y constate la présence d'une petite tumeur du volume d'une noix ; il est immédiatement transporté chez un de ses amis. Là, un médecin étant appelé pratique quelques tentatives de taxis, et, ne réussissant pas, réclame mon assistance. J'essaie de nouveau le taxis sans résultat; je fais alors appliquer de la glace. Le lendemain matin (vingt-quatre heures après le début de l'étranglement), je trouve le malade très-inquiet, il a vomi une fois, il est très-énervé et me supplie d'opérer, prétendant que tout effort de réduction sera plutôt nuisible qu'utile. Cédant à ses instances, et d'ailleurs très-disposé à intervenir par l'opération, je la pratique immédiatement: Les parois du sac sont si minces, qu'autant vaudrait dire qu'il n'existe pas; il contient à peine une goutte ou deux de sérosité; l'intestin est seulement pincé, il forme une tumeur du volume d'une petite noix; il est rosé, brillant et dur comme un corps solide; aussi, il m'est absolument impossible de me servir du doigt comme conducteur du bistouri boutonné, l'ouverture qui donne passage à l'intestin étant excessivement étroite. Il est évident pour moi que la hernie s'est produite, non pas à travers l'anneau inguinal, mais entre son bord externe et l'anneau crural, à travers une éraillure du grand oblique. J'incise, avec précaution, avec un bistouri convexe, en procédant de l'extérieur à l'intérieur, une petite bride transversale d'aspect nacré, qui me paraît être une fibre aponévrotique du muscle; cela me donne un peu de jeu, et, tendant légèrement les parois du sac, je puis glisser à plat le bistouri courbe et boutonné entre lui et l'intestin; au moment où je relève le tranchant pour le placer perpendiculairement sur l'anneau qui étrangle, celui-ci cède brusquement en se coupant lui-même sur la lame. L'ouverture produite n'a pas en tout plus de un centimètre de diamètre environ. Cependant, un léger taxis fait rentrer très-facilement l'intestin. Deux points de suture à la plaie; pansement simple, sans compression; potion purgative. Selles presque immédiates. Cicatrisation en six jours, sans suppuration.

Observation XVII. — M. de R..., quarante-cinq ans, fonctionnaire public, en congé de convalescence, rue de la Dalbade, est atteint depuis longtemps d'entérite chronique avec complication d'une hernie inguinale du côté droit. L'application des bandages est impossible, vu l'apparition de douleurs vives qu'elle provoque au niveau de la tumeur. D'un autre côté, l'état maladif ordinaire de l'intestin détermine des dérangements dans les digestions, aggravés souvent par des coliques herniaires très-vives et qui souvent présentent tous les caractères d'un véritable étranglement. Lorsque je suis appelé par le confrère qui donne des soins à M. de R..., il existe depuis quatre jours des accidents d'étranglement bien constatés, et si l'on a tant tardé à demander mon aide, c'est que pareils faits s'étant produits souvent, sans que l'intervention des chirurgiens fût nécessaire, on a espéré que cette fois il en serait de même. Le malade a fait sur la tumeur deux applications de sangsues, des onctions belladonées ; il a pris trois bains et deux lavements purgatifs. Il est très-affaibli ; le ventre est météorisé ; les vomissements sont fréquents et caractéristiques ; les selles sont supprimées. La tumeur de l'aine est du volume d'un œuf de dinde, peu douloureuse, globuleuse, régulière et rénitente. Je suis d'avis que le taxis, n'ayant pas été déjà tenté, ne doit pas être pratiqué ; je conseille l'opération immédiate qui est acceptée : Sac contenant à peine quelques gouttes de sérosité ; intestin assez vivement congestionné, mais sain. Une anse de douze centimètres environ est étranglée au niveau de l'anneau inguinal externe. Débridement facile ; une seule incision en haut permet la rentrée de l'intestin qui jusqu'alors ne s'était jamais complétement réduit ; je le fais suivre de mon doigt indicateur qui, enfoncé dans l'abdomen jusqu'à l'articulation métacarpophalangienne, étale l'anse intestinale réduite. Réunion par quatre points de suture, la plaie ayant douze centimètres de long environ ; pansement ordinaire, compression avec un spica. La plaie marche assez régulièrement à la cicatrisation qui est terminée en quinze jours ; mais dès le troisième jour se produit une diarrhée qui prend bientôt des proportions colliquatives et met pendant trois mois le malade à deux doigts de la mort ; enfin, la guérison est obtenue et telle, que vers la fin du quatrième mois, à partir du jour de l'opération, M. de R..., dans un état de santé dont il n'avait pas joui depuis dix ans, peut retourner à son poste et reprendre ses fonctions.

Observation XVIII. — M. R..., quarante-trois ans, voyageur de commerce, rue des Balances, est atteint de hernie inguinale droite depuis cinq ans ; il porte un bandage qui maintient très-bien sa hernie. Lorsque je suis appelé, il y a déjà trois jours qu'il a reçu les soins d'un médecin mandé en toute hâte dans les circonstances suivantes : M. R..., coutumier du fait, du reste, a passé vingt-quatre heures en rendez-vous dans une maison de tolérance avec une maîtresse récemment conquise, et s'y est livré à des excès érotiques et gastronomiques ; par coquetterie, il a laissé son bandage à son domicile. Dans la nuit, il a été subitement pris d'accidents d'étranglement, et c'est dans l'établissement qui lui a donné l'hospitalité que le médecin a fait les premières tentatives de taxis, inutiles d'ailleurs. C'est en proie à des souffrances atroces que le malade est réintégré chez lui ; là des sangsues sont appliquées ; des onctions belladonées, des bains sont prescrits, etc. ; mais malgré tout, les accidents persistent, et à mon arrivée, l'état général est déplorable ; les vomissements se suivent à de courts intervalles, et le commencement d'une péritonite est évident ; la tumeur est du volume d'une grosse noix, très-dure et très-douloureuse au toucher. L'opération est pratiquée immédiatement : Le sac est distendu par une cuillerée environ de sérosité sanguinolente ; l'intestin est violacé, mais brillant, lisse et rénitent ; une anse de quatre ou cinq centimètres au plus est étranglée à l'orifice externe du canal inguinal. Deux débridements successifs sont nécessaires pour permettre la rentrée de l'intestin ; écoulement d'une grande quantité de sérosité limpide. Réunion par deux points de suture ; pansement simple, légèrement compressif, maintenu par une pièce de linge triangulaire ; potion purgative ; onctions sur l'abdomen avec l'onguent napolitain belladoné ; cataplasmes. Demi-heure après l'opération, les selles se rétablissent constituant un véritable débondement (une seule cuillerée de potion a été donnée). Dès le surlendemain, toute trace de péritonite disparaît, la plaie marche franchement vers la cicatrisation qui a lieu au bout de douze jours. Le quinzème, le malade, qui vit déjà depuis quelque temps de son régime ordinaire, commence à se lever, et le vingt-cinquième, reprend ses occupations habituelles.

Observation XIX. — M. V..., quarante-huit ans, propriétaire, rue Riguepels, est atteint d'une hernie depuis trois mois seulement ; elle est inguinale et à droite ; il croit qu'elle a été provoquée par un effort pour aider à soulever un sac de blé ; mais il est probable qu'elle a été considérablement préparée, sinon déterminée par la mollesse des tissus. Son père, d'ailleurs, âgé de soixante-quinze ans, porte depuis longtemps une double hernie inguinale, qu'il ne peut rattacher à aucune cause. Il porte un bandage qui contient mal la hernie. Plusieurs fois j'ai été appelé pour parer à des accidents récents d'étranglement. Cette fois, celui-ci s'étant produit à la campagne où le taxis a été inutilement pratiqué par un confrère, je ne vois M. V..., qui s'est fait transporter en ville que le troisième jour ; il est très-fatigué par le voyage (50 kilomètres) ; il souffre beaucoup de sa hernie ; les selles sont supprimées, mais il n'y a pas de vomissements. J'essaie le taxis, il est sans résultat et très-douloureux. Glace, lavement purgatif. Au bout de vingt-quatre heures (quatrième jour de l'étranglement), aucun amendement ne s'est produit; le malade a vomi deux fois dans la nuit et vomit encore en ma présence; les forces se dépriment; le ventre est un peu météorisé; l'opération est conseillée, acceptée et pratiquée aussitôt : Sac contenant peu de sérosité ; intestin passant du rouge au violet, très-distendu par des gaz; une anse de dix centimètres environ est étranglée au niveau de l'anneau inguinal externe ; introduction du doigt difficile, mais précisément à cause de l'étroitesse de l'ouverture par laquelle passe l'intestin, je soupçonne que l'étranglement doit avoir lieu par le collet du sac, et non par l'anneau que j'ai souvent constaté très-large dans les précédentes réductions. En effet, dans le débridement, j'ai parfaitement conscience de n'inciser que le sac dont les parois sont très-épaisses, d'ailleurs, dans toute son étendue; trois débridements successifs sont nécessaires pour permettre la réduction de l'anse intestinale. Selles immédiates. Réunion par trois points de suture; pansement simple; spica. Aucun accident particulier. Guérison en vingt-un jours.

Observation XX. — M. R..., cinquante ans, fonctionnaire public, rue Nazareth, est atteint d'une double hernie inguinale volumineuse, fort mal maintenue par un bandage à double pelote; il est d'une santé mauvaise, presque anémique; lorsque je suis appelé, il y a déjà trois jours qu'affecté de dysenterie, il a des coliques violentes; à la suite d'efforts considérables pour aller à la garde-robe, ses hernies qui, quoique assez volumineuses, rentraient presque spontanément chaque fois qu'il se remettait au lit, sont restées au dehors, mais il n'existe, à mon arrivée, aucun phénomène général d'étranglement. J'essaie le taxis inutilement, d'abord dans le lit, puis en plaçant le malade couché sur le dos, la tête en bas, les jambes relevées sur le pied du lit; mais la congestion céphalique étant imminente, je ne puis persister dans l'emploi de ce moyen. Glace, cataplasme sur le ventre, petit lait et lavements émollients. Dans les vingt-quatre heures qui suivent, je vois plusieurs fois le malade, mais mes soins sont inutiles, les accidents d'étranglement se dessinent de plus en plus et s'aggravent de façon à ce que le cortége ordinaire des phénomènes soit au grand complet le quatrième jour. Si je n'eusse eu affaire qu'à une hernie, je serais déjà intervenu, mais ici il y en a deux, et

quoique aucune ne puisse être réduite par le taxis, je ne sais pas
au juste si une seule est étranglée, et laquelle. Deux confrères,
appelés en consultation, manifestent la même incertitude. Nous
décidons cependant que, puisque j'affirme que j'ai vu bien plus
souvent les hernies s'étrangler à droite qu'à gauche, quoique il
n'y ait positivement aucune indication précise dans le cas actuel,
c'est la hernie du côté droit qui sera opérée d'abord, sauf à pratiquer une seconde opération à gauche si c'est nécessaire. Rien de
particulier ne s'observe dans le cours de la manœuvre, c'est une
hernie intestinale; l'étranglement, qui retient au dehors une anse
de quinze centimètres environ, a lieu à l'anneau externe du canal
inguinal. L'intestin est en très-bon état, quoique très-injecté et
très-distendu. Sa réduction est facile après un seul débridement
en haut. Potion purgative; pansement simple après réunion par
trois points de suture; simple bandage triangulaire, maintenant
une compression modérée; continuation de la glace à gauche. La
première cuillerée de potion est vomie; la seconde donne de vives
coliques, mais il se produit alors un phénomène bien capable de
surprendre : la hernie de gauche rentre tout à coup, sous la pression des doigts du malade, exercée machinalement en quelque
sorte pendant la douleur provoquée par les coliques. Dix minutes
plus tard, les selles reparaissent, et tous les accidents s'évanouissent. Complications diverses, convalescence pénible, mais guérison
complète en cinq semaines.

Observation XXI. — M. X..., prêtre à..., soixante-dix ans,
vieille hernie inguinale gauche, maintenue par un bandage, étranglement sans cause connue. Appelé quelques heures après la manifestation des premiers accidents, j'essaie le taxis inutilement.
Application d'eau froide d'abord, puis de glace. Pendant trois
jours les accidents continuent, et tous les jours le taxis est pratiqué
quelques minutes sans résultat. Le quatrième jour, le taxis détermine la rentrée de la hernie sans effort.

Observation XXII. — M. {P......, quatre-vingt-deux ans, négociant, rue Pharaon. Vieille hernie inguinale double, mal maintenue par un bandage à deux pelotes. Etranglement sans cause
connue, et non soupçonnée par le médecin ordinaire, pendant
quatre jours, les accidents étant attribués à une indigestion. Le
quatrième jour, les hernies sont reconnues en découvrant le
malade pour le sonder, les urines s'étant supprimées; le taxis est

pratiqué. Du côté gauche, la hernie est facilement réduite, mais se reproduit immédiatement; du côté droit, des efforts considérables et prolongés sont impuissants. A mon arrivée auprès du malade, je constate une dépression considérable, un commencement de péritonite, et des vomissements fréquents et caractéristiques; suppression des selles depuis le début. Tumeur inguinale gauche du volume d'un œuf de dinde facilement réductible, mais se reproduisant aussitôt. Du côté droit, tumeur un peu moins volumineuse, globuleuse, irréductible; empâtement, inflammation de la peau correspondante. Je conseille l'opération qui est aussitôt pratiquée : Sac épais contenant des caillots de sang diffluents ; intestin couleur d'ardoise, flétri ; une anse de cinq centimètres environ est étranglée au niveau de l'anneau inguinal externe. En contournant l'intestin au niveau du point étranglé, je détache quelques adhérences avec le sac, et j'ai la sensation d'une certaine friabilité des tissus. J'ouvre dans sa longueur l'anse intestinale, sur sa grande courbure ; puis je pratique deux légères incisions en haut, sur l'anneau, en glissant le bistouri entre le sac et cet anneau ; mon doigt est dès lors [facilement introduit dans la cavité intestinale, jusque dans l'abdomen, je constate que ses parois sont adhérentes au collet du sac, et qu'il n'y a aucune communication de la cavité péritonéale avec le dehors. Une petite quantité de matières intestinales s'écoule dès que je retire mon doigt. Pendant quelques instants, de nouvelles quantités de matières arrivent comme par bouffées, et retardent le pansement. Celui-ci consiste seulement dans l'application d'une certaine quantité de charpie, maintenue par des compresses triangulaires. Dans la journée, des matières intestinales continuent à s'écouler par la plaie ; les vomissements ont cessé, mais la prostration augmente, le malade tombe dans le coma et meurt dans la nuit.

Observation XXIII. — S..., cinquante-six ans, à Flourens, fermier, position de fortune moyenne. Hernie inguinale droite, datant d'une dizaine d'années ; port habituel d'un bandage ; étranglement survenu à la suite de vomissements violents provoqués par un empoisonnement par des champignons. Tentatives inutiles de taxis par le médecin ordinaire ; lavement purgatif. Appelé trente-six heures environ après le début des accidents, je constate la persistance des vomissements, la suppression des selles, un ballonnement du ventre très-considérable ; la tumeur de l'aine est du volume d'un œuf de poule, régulière, globuleuse, rénitente, douloureuse. Vu la complication de l'empoisonnement dont l'étranglement enraie la médication, je conseille l'opération immédiate qui est acceptée : Sac distendu par une grande quantité de sérosité rosée; étranglement au niveau de l'anneau inguinal externe d'une anse d'intestin de quatre centimètres au plus, fortement distendue par des gaz, assez vivement congestionnée, mais paraissant saine. Un seul débridement en haut permet la rentrée de l'intestin, non sans difficulté cependant. Réunion par deux points de suture; pansement simple maintenu par des compresses triangulaires; administration immédiate de trente grammes d'huile de ricin dans une tasse de bouillon; onctions sur le ventre avec l'onguent napolitain; cataplasmes. Une heure après l'opération, selle extrêmement abondante; cessation rapide des accidents généraux. Pas de complication locale. Guérison en douze jours.

Observation XXIV. — M. J...., soixante-deux ans, propriétaire à Balma. Vieille hernie inguinale gauche, très-irrégulièrement maintenue par un bandage; étranglement à la suite d'une longue promenade; plusieurs tentatives de réduction par le taxis pendant les premières vingt-quatre heures. Application d'eau froide. Réduction assez facile le lendemain par un taxis très-modéré pratiqué dès mon arrivée.

Observation XXV. — M. V....., quarante-huit ans, fleuriste à Lalande. Hernie récente inguinale du côté droit; pas de bandage; étranglement survenu en voulant pousser devant lui une brouette chargée. Appelé vingt-quatre heures après, je constate les accidents généraux caractéristiques; tumeur à l'aine du volume d'une noix, très-dure et très-douloureuse; tentative de taxis sans résultat; application d'eau très-froide; lavement purgatif. Le soir les accidents sont aggravés, le ventre est un peu douloureux. Opération immédiate : Sac très-mince, contenant à peine quelques gouttes de sérosité limpide; l'intestin est d'un rouge vif, extrêmement distendu; il est seulement pincé, de sorte que sa grande courbure n'a guère plus de trois à quatre centimètres. J'essaie inutilement le taxis. L'introduction du doigt dans l'anneau pour conduire le bistouri boutonné étant impossible, le sac étant légèrement tendu, j'introduis un bistouri boutonné très-étroit sans conducteur; dès qu'il a franchi le bord de l'anneau, il est retourné, et la simple pression du doigt indicateur détermine la section

brusque de l'anneau sur le tranchant de la lame. Réduction facile;
quelques cuillerées de sérosité limpide s'échappent de la cavité
péritonéale. Réunion par deux points de suture; pansement simple; compression; spica. Potion purgative. Avant que celle-ci ait
été administrée, les selles ont reparu. Aucune complication ni
locale ni générale. Guérison en quinze jours.

Observation XXVI. — X..., 50 ans, cultivateur à Rouffiac,
atteint depuis une quinzaine d'années d'une entérite chronique et
d'une hernie du côté droit; port habituel d'un bandage. Etranglement sans cause connue; taxis plusieurs fois renouvelé inutilement pendant quatre jours; sangsues, onctions d'onguent napolitain belladoné, bains, une purgation, trois lavements purgatifs.
Le cinquième jour, je suis appelé, et constate les accidents
ordinaires; abdomen tympanisé et légèrement douloureux,
tumeur de l'aine du volume d'un œuf de poule, régulière, globuleuse, rénitente, douloureuse à la pression; état général assez
satisfaisant. Opération immédiate : Sac épais, contenant une
cuillerée environ de sérosité sanguinolente; intestin vivement
congestionné, mais sain; une anse de six centimètres est étranglée
à l'anneau inguinal externe; une assez volumineuse portion du
mésentère est comprise dans l'étranglement; grandes difficultés
pour la première introduction du bistouri boutonné; une première incision en haut, qui porte sur le sac et sur l'anneau, est
insuffisante pour opérer la réduction de l'intestin; deux autres
incisions sont faites successivement à droite et à gauche de la
première. Alors seulement l'intestin peut rentrer après une assez
longue malaxation pendant laquelle le malade a eu deux syncopes;
écoulement d'une grande quantité de sérosité abdominale. Réunion
par trois points de suture; pansement simple, avec compression à
l'aide de charpie maintenue par des compresses triangulaires;
onctions mercurielles sur l'abdomen, cataplasmes. Rétablissement
spontané d'une selle, six heures après l'opération, mais c'est tout;
pendant cinq jours elles ne reparaissent pas. Entéro-péritonite
intense, pas de vomissements, tout fait présager une fin prochaine. Le sixième jour les selles se montrent de nouveau. Les
accidents s'amendent, le mieux s'accuse. Persistance d'une diarrhée colliquative pendant deux mois, alors que la plaie est cica-
trisée au bout de vingt jours. Guérison.

Observation XXVII. — M. D....., soixante-dix ans, rentier,
boulevard Saint-Aubin. Vieille hernie inguinale du côté droit,

maintenue par un suspensoir. Etranglement à la suite de toux opiniâtre. Application de glace et tentatives de taxis pendant cinq jours. Le sixième jour, réduction de l'intestin qui ne persiste pas. Rétablissement des gardes-robes. Guérison.

Observation XXVIII. — X...., cinquante-quatre ans·, marchand forain à Gragnague ; hernie récente inguinale droite ; pas de bandage ; coup de pied de cheval dans l'aine ; accidents inflammatoires abdominaux ; phénomènes d'étranglement. Traitement par les antiphlogistiques pendant huit jours ; deux lavements purgatifs. Appelé seulement le neuvième jour, je trouve une toute petite tumeur inguinale, dure et douloureuse. Je pratique immédiatement l'opération : Sac contenant des caillots sanguins adhérents à l'intestin. Celui-ci est complétement noir et présente cependant une certaine rénitence ; une petite portion seulement est pincée, au niveau de l'anneau. Dans la manœuvre pour l'isoler, il se produit une déchirure et il s'écoule immédiatement une cuillerée de matière intestinale ; à ce moment le malade a une syncope, et une selle copieuse se produit ; incision de l'anse intestinale sur son bord convexe dans toute sa longueur ; pas de débridement à l'anneau. Pansement simple sans sutures ; légère compression avec charpie et compresses triangulaires. Pas d'accidents généraux graves ; mais persistance d'un anus contre nature, puis d'une fistule stercorale qui est complétement guérie cinq mois après l'opération.

Observation XXIX. — M. P..., quarante-huit ans, propriétaire, rue Arnaud-Vidal. Hernie inguinale droite, datant de deux ans ; port habituel de bandage ; étranglement sans cause connue. Lorsque je suis appelé, le taxis a été tenté inutilement depuis trois jours plusieurs fois, et d'une façon assez persistante ; des sangsues ont été appliquées ; on a fait des onctions belladonées ; le malade a pris deux bains, deux lavements purgatifs et une purgation ; dépression considérable ; suppression des selles ; vomissements fréquents caractéristiques ; abdomen tympanisé et douloureux ; tumeur inguinale du volume d'une noix, très-dure, très-douloureuse. Opération immédiate : Sac ecchymosé contenant une cuillerée à café de sérosité sanguinolente ; intestin noir mais lisse et résistant ; une petite anse est étranglée au niveau de l'anneau inguinal externe. Grandes difficultés pour l'introduction du bistouri boutonné ; incision sur l'anneau, en haut directement ; rentrée facile de l'intestin ; écoulement abondant de sérosité abdominale. Réunion par deux points de suture ; pansement simple ; compression avec un spica ; onctions mercurielles sur l'abdomen ; cataplasmes; potion purgative. Une selle au bout de cinq heures, pendant lesquelles il y a eu encore deux vomissements ; nouvelle suppression des selles pendant deux jours ; accidents d'entéropéritonite. Guérison en vingt-cinq jours.

Observation XXX. — M. N...., soixante-quatre ans, rue Héliot, propriétaire. Vieille hernie inguinale gauche, quoique volumineuse, assez facilement maintenue par un bandage ; étranglement sans cause appréciable ; en ôtant son bandage qui occasionnait quelques douleurs, il a constaté que sa hernie ne rentrait pas ; inquiet de ce phénomène, il m'appelle quelques heures plus tard. Après avoir inutilement pratiqué le taxis pendant dix minutes environ et provoqué de très-vives souffrances, je fais appliquer de la glace, je prescris un lavement purgatif qui est rendu tel qu'il est pris, puis une potion purgative qui est supprimée après le vomissement des deux premières cuillerées. Pendant quarante-huit heures, je me borne à l'application de la glace, sans renouveler le taxis, donnant seulement des cuillerées de bouillon à la glace, dont quelques-unes sont vomies ; l'état général est satisfaisant. Le troisième jour, à ma visite du matin, le malade m'apprend que sa hernie est rentrée par un essai de taxis modéré, pratiqué par lui-même, et que les selles se sont rétablies.

Observation XXXI. — M. F....., soixante-un ans, propriétaire, rue Boulbonne. Absolument identique à la précédente.

Observation XXXII. — M. M..., cinquante-trois ans, rue des Balances, négociant. Hernie inguinale du côté droit datant d'une dizaine d'années, assez mal maintenue par un bandage ; étranglement sans cause connue. Tentatives modérées de taxis le premier jour ; application de glace pendant trois jours ; bouillon glacé ; aggravation des accidents ; le cinquième jour vomissements caractéristiques, peu fréquents et peu abondants. Etat général satisfaisant ; abdomen légèrement météorisé ; tumeur du volume d'un gros œuf, douloureuse, régulière, globuleuse, rénitente ; le malade très-impatient réclame l'opération que je m'empresse de pratiquer, y étant très-disposé moi-même : Sac très-épais, contenant une cuillerée de sérosité limpide ; intestin rouge violet,

très-lisse, très-brillant, très-distendu ; une anse de trois centimètres environ est étranglée au niveau de l'anneau inguinal
externe ; elle est très-fortement serrée, mais je puis très-bien me
rendre compte que c'est le collet du sac très-épaissi qui étrangle
et non l'anneau. Après avoir, avec de grandes difficultés, glissé
le bistouri boutonné à plat entre l'intestin et le sac légèrement
tendu, j'incise celui-ci seulement, et puis constater en introdui-
sant le bout du doigt que l'anneau est intact et assez large ; cependant je ne puis faire rentrer l'intestin. Sa réduction n'est
possible qu'après deux nouvelles incisions très-limitées pratiquées
à droite et à gauche de la première. Réapparition immédiate des
garde-robes. Réunion par trois points de suture. Pansement
simple, compression, spica. Aucun accident. Réunion immédiate.
Guérison en seize jours.

Observation XXXIII. — X..., soixante-seize ans, rue de
l'Homme-Armé, revendeur, misérable. Vieille hernie inguinale
droite mal contenue par un bandage ; étranglement sans cause
appréciable ; aucun traitement pendant quarante-huit heures. Ce
n'est que la persistance des vomissements qui porte la famille à
réclamer mes soins. Après une tentative inutile de taxis, je fais
appliquer de la glace et donner un lavement purgatif. Le lendemain matin les selles ont spontanément reparu ; quelques légers
efforts de taxis déterminent la réduction complète de la hernie.

Observation XXXIV. — X..., trente-cinq ans, portefaix,
quai de Tounis. Hernie inguinale droite datant de six mois environ. Pas de bandage ; étranglement supposé produit par un excès
de travail très-pénible où d'assez grands efforts ont été nécessaires
(il a scié du bois et l'a monté en paquets à un troisième étage,
pendant toute la journée). Les deux premiers jours aucun soin n'a
été donné ; il a essayé lui-même de faire rentrer sa hernie, assez
facilement réductible d'habitude ; il n'a cessé ses tentatives violentes et persistantes que parce que les douleurs qu'il provoquait
étaient trop considérables. A mon arrivée, le troisième jour, je
constate une dépression considérable ; le ventre est douloureux et
météorisé ; le facies est cholériforme ; les vomissements, très-
fréquents d'abord, sont rares maintenant ; il y a des nausées ;
tumeur de l'aine du volume d'une grosse noix, dure, douloureuse. Opération : Sac contenant très-peu de sérosité rosée ;
intestin congestionné un peu grisâtre ; une anse de quatre centi-

mètres environ est étranglée à l'anneau inguinal externe; introduction du bistouri très-difficile, cependant une seule incision sur
le bord supérieur de l'anneau suffit pour que la réduction soit
possible. Réunion par deux points de suture; pansement simple;
onctions avec onguent napolitain; cataplasmes; potion purgative.
Le lendemain, les selles, qui avaient reparu quelques heures après
l'opération, se suppriment de nouveau, et les vomissements se
reproduisent; le ventre se météorise de plus en plus; l'état général
témoigne d'un grand affaiblissement. La plaie étant très-tuméfiée,
très-enflammée, je supprime les points de suture et la panse à
plat. Le second jour, la gangrène de la plaie est évidente; les accidents généraux s'aggravent; les selles ne reparaissent pas; les
vomissements sont remplacés par des hoquets; il y a eu dans
la nuit quelques défaillances. Le troisième jour, la plaie est béante,
recouverte d'une couenne gangréneuse de près d'un centimètre.
Le malade est au plus mal. Mort dans la journée.

Observation XXXV. — X..., soixante-quatre ans, vannier,
rue de la Hache. Vieille hernie inguinale double; port habituel
d'un bandage qui contient mal; étranglement du côté droit;
réduction le troisième jour, après application de glace et
taxis.

Observation XXXVI. — X..., trente-huit ans, domestique
à Flourens. Hernie récente inguinale droite; pas de bandage;
étranglement à la suite d'une longue marche; taxis très-modéré
au début; sangsues, applications émollientes, onguent napolitain,
bains, lavement purgatif. Appelé le troisième jour, je constate les
accidents caractéristiques de l'étranglement; pas de péritonite; état
général bon. Tumeur du volume d'un petit œuf, globuleuse,
ovale transversalement, dure, douloureuse. Opération : Sac très-
mince, contenant une cuillerée environ de sérosité limpide; l'intestin est violacé, très-distendu, lisse et brillant; une anse complète de huit centimètres est étranglée au niveau de l'anneau
inguinal externe; constriction extrême, grandes difficultés pour
le premier débridement; deux incisions successives à droite et à
gauche de la première. L'intestin étant réduit à grand'peine, on
constate un orifice très-petit à travers lequel le doigt passe difficilement; il est incontestable que c'est l'anneau lui-même qui étranglait ici, le sac est presque celluleux et très-souple. Réunion par
trois points de suture. Pansement simple légèrement compressif;

spica, potion purgative. Selles une heure après l'opération ; aucune complication. Guérison en dix jours, sans suppuration.

Observation XXXVII. — X..., laboureur, trente-neuf ans, à Lanta. Hernie inguinale droite, étranglée aussitôt que produite, dans un effort violent pour charger sur ses épaules un sac de blé ; tumeur du volume d'une noix, dure et globuleuse ; taxis quelques heures après ; pas de résultat. Application d'eau froide, lavement purgatif. Vingt-quatre heures après le début, réduction par le taxis combiné avec la position (malade couché sur le dos, les jambes et les pieds relevés sur le bord du lit).

Observation XXXVIII. — X..., quarante ans, étameur, quai de Tounis, misérable. Hernie inguinale droite datant de quelques années à peine, pas de bandage ; étranglement sans cause appréciable ; taxis pratiqué quelques heures après la manifestation de l'étranglement ; pas de résultat. Tumeur du volume d'un œuf, oblongue de bas en haut, très-dure, mais peu douloureuse. Glace sur la tumeur, lavement purgatif. Nouvelles tentatives de taxis infructueuses dans la soirée. Le lendemain matin, les selles n'ont pas reparu, mais l'état général est très-satisfaisant, il n'y a pas eu encore de vomissements ; nouvelle tentative de taxis, le malade étant chloroformisé ; réduction facile, pas d'accidents consécutifs.

Observation XXXIX. — X..., quatre-vingt-trois ans, ancien pêcheur de sable, misérable, place de la Daurade. Vieille hernie, volumineuse, inguinale gauche, irréductible, maintenue dans un suspensoir, étranglée sans cause connue, et sans traitement pendant quatre jours. Du cinquième au huitième jour, application de glace, purgatifs en lavement et en potion, quelques tentatives de taxis sans résultat ; le huitième jour, indépendamment des phénomènes d'étranglement, état général mauvais, symptômes manifestes de gangrène locale. Opération : Dès l'incision du sac, il s'écoule une certaine quantité de matières intestinales ; l'intestin gris verdâtre, d'une longueur de vingt centimètres au moins, est flétri, ouvert, et comme macéré dans les matières épanchées. Pansement simple. Mort dans la journée.

Observation XL. — X..., quatre-vingts ans, chiffonnier, rue Villenouvelle, quartier Saint-Cyprien. Vieille hernie inguinale droite, assez mal contenue par un bandage, mais réductible ; étranglement sans cause appréciable ; tumeur du volume d'un œuf de dinde , globuleuse, rénitente, douloureuse ; taxis inutilement pratiqué dès les premières heures ; un lavement purgatif. Glace appliquée pendant cinq jours ; plusieurs tentatives de taxis inutiles. Le sixième jour, alors que la persistance des accidents et surtout la dépression du malade avaient fait décider l'opération , la hernie se réduit spontanément.

Observation XLI. — X..., quarante ans, maître valet, à Castelnau-d'Estretefonds. Hernie inguinale gauche datant de l'enfance, mal contenue par un mauvais bandage ; étranglement sans cause applicable ; taxis violent et prolongé vingt-quatre heures après les premiers symptômes locaux de l'étranglement. Les jours suivants, nouvelles tentatives sans plus de résultat ; sangsues, onctions avec l'onguent napolitain, cataplasmes, bains. Appelé le quatrième jour, je constate les accidents caractéristiques généraux de l'étranglement ; état général pas trop déprimé ; abdomen un peu ballonné, mais pas trop douloureux ; tumeur de l'aine très-empâtée, du volume d'un gros œuf, extrêmement douloureuse. Opération : A l'incision du sac, issue d'une petite quantité de sérosité ; quelques caillots de sang ; intestin violacé, mais lisse et résistant, adhérent aux caillots sur plusieurs points ; une anse de dix centimètres environ est étranglée au niveau de l'anneau inguinal externe ; en contournant le sac, on a parfaitement la sensation que l'anneau est large, et que c'est surtout le sac très-épaissi qui étrangle à son collet ; introduction du bistouri boutonné difficile. Une première incision agrandit l'ouverture, mais le doigt engagé entre le sac et l'intestin ne peut pénétrer loin , il semble que l'intestin est sinon étranglé, du moins resserré dans une sorte de fourreau, formé par le sac épaissi. Le bistouri droit boutonné étant glissé entre l'intestin et le sac , la première incision est prolongée ; le doigt introduit donnant la même sensation que la première fois, le bistouri droit boutonné incise de nouveau le sac. Cette fois l'intestin, qui se laisse facilement déprimer, apparaît sain, à partir du point de la première incision en allant vers l'abdomen , c'est-à-dire dans une étendue de un centimètre environ. La partie située, au contraire, au-dessous de ce point est, comme je l'ai dit déjà, violacée ; il est évident que son état tient plutôt aux violences exercées pour le réduire par le taxis, qu'à l'étranglement lui-même. Quoi qu'il en soit, il paraît être assez sain pour courir les chances d'une réduction ; celle-ci a lieu sans difficulté. Réunion par trois points de suture ; pansement simple avec bourdonnet de charpie formant drain, charpie maintenue par des compresses triangulaires ; potion purgative, onctions abdominales, cataplasmes. Les premières quarante-huit heures qui suivent l'opération semblent annoncer une guérison ; les selles se sont rétablies, après la troisième cuillerée de potion. A partir du troisième jour, il se manifeste du côté de la plaie des phénomènes inflammatoires qui obligent à enlever les points de suture ; quelques vomissements se reproduisent ; les selles se suppriment. Le cinquième jour, les pièces du pansement sont baignées par des matières intestinales, annonçant une perforation ; pas de symptômes d'épanchement interne ; de ce côté, il semble même que l'on peut espérer une amélioration ; mais dès le lendemain les parois de la plaie sont sphacélées sur une grande étendue de leur surface et de leur épaisseur ; la plaie est baignée presque constamment par un écoulement colliquatif de matières intestinales ; l'état général empire, il survient des lipothymies, et le malade succombe le neuvième jour après l'opération.

Observation XLII. — X..., terrassier, pauvre, soixante-quinze ans, à Montjoire. Vieille hernie inguinale droite, habituellement contenue par un suspensoir ; étranglement survenu à la suite d'une journée d'un travail long et au-dessus des forces de son âge (battage au fléau). Quand je suis appelé, la hernie date de quatre jours ; les selles sont supprimées ; il y a des vomissements fréquents de matières intestinales ; les forces sont notablement déprimées ; plusieurs tentatives de taxis ont été faites sans résultat. Deux lavements purgatifs n'ont été suivis d'aucun effet ; la tumeur de l'aine est volumineuse, très-tendue, uniformément globuleuse, rénitente, peu douloureuse. J'essaie inutilement un taxis modéré. Application d'eau très-froide, mélangée, à parties égales, d'eau sédative ; vin et bouillon froid, alternativement, par petites cuillerées. Dans la nuit, le malade a eu une syncope, pendant laquelle, une nouvelle tentative de taxis ayant été faite, la hernie est rentrée. A mon arrivée (on n'avait pas eu le temps de me prévenir de l'heureux résultat du traitement), je constate que la tumeur s'est reproduite de nouveau, mais aucun phénomène d'étranglement n'existe plus ; les selles se sont rétablies spontanément. Je pratique le taxis, et obtiens facilement la réduction de la hernie qui se reproduit spontanément quelques minutes après. Continuation des applications froides, alimentation légère. Trois jours après, le malade peut se lever et commencer à travailler, la hernie maintenue dans son suspensoir habituel.

Observation XLIII. — P..., vingt-neuf ans, tourneur sur bois, rue des Tourneurs. Hernie inguinale droite, non congéniale, mais datant de l'enfance, facilement réductible, mais mal contenue par un bandage, porté habituellement ; étranglement datant de quatre jours, sans cause connue. Quelques tentatives de taxis sans résultat ; deux lavements purgatifs et une purgation n'ont pas eu d'effet. Le malade a été deux fois plongé dans un bain pendant deux heures. Il a été appliqué dix sangsues ; des frictions belladonées sont faites constamment depuis le début. A mon arrivée, je constate la suppression des selles, des vomissements bilieux, mais non fécaloïdes ; le pouls est petit et fréquent ; l'abdomen est en bon état. La tumeur de l'aine est ovoïde, du volume d'un gros œuf, descendant vers le testicule correspondant ; pas de douleur; rénitence très-régulière. Légère tentative de taxis sans résultat. Glace à l'intérienr, application de glace sur la tumeur. Le lendemain je trouve l'abdomen légèrement météorisé, un peu sensible à la pression ; pouls petit, état général déprimé ; anxiété générale ; vomissements de matières intestinales. Nouvelle tentative de taxis modéré en position, les jambes relevées sur le pied du lit, le corps fléchi en avant, le dos appuyé sur la couche. Pas de résultat. Opération immédiate : Sac très-épais ; au moment de son ouverture, écoulement d'une cuillerée de sérosité ; enterocèle ; intestin étranglé à l'anneau, d'une longueur de dix centimètres environ, en très-bon état ; très-grandes difficultés pour glisser le bistouri boutonné ; un seul débridement en haut, comprenant le sac et l'anneau, suffit pourtant pour permettre une réduction assez facile de l'intestin ; écoulement d'une grande quantité de sérosité ; selle immédiate et abondante. Réunion par trois points de suture ; pansement simple ; spica, maintenant une compression modérée, mais très-exacte. Cessation rapide des accidents généraux. Guérison en sept jours par réunion immédiate ; les points de suture ont été enlevés le cinquième jour.

Observation XLIV. — F..., marchand ambulant, place des Carmes, soixante-six ans. Vieille hernie inguinale enterocèle gauche, volumineuee, mais facilement réductible et habituellement assez bien contenue par un bandage ; étranglement sans cause connue. Pendant les premières quarante-huit heures, il est fait inutilement deux tentatives de taxis ; un lavement purgatif, donné le second jour, n'amène aucun résultat. Appelé le troisième jour, je constate l'existence des phénomènes généraux de l'étranglement ; vomissements caractéristiques, etc. Tumeur inguinale, du volume d'un œuf de dinde, descendant dans les bourses, dure, rénitente, douloureuse. Tentative légère de taxis sans résultat. Application de glace sur la tumeur ; potion purgative ; glace pour boisson ; onction belladonée sur l'abdomen ; cataplasmes. Le lendemain matin, à ma visite, j'apprends que la hernie est rentrée seule, et que les selles sont rétablies.

Observation XLV. — P..., soixante-douze ans, autrefois peintre en voitures, aujourd'hui sans profession, rue de la Colombette. Observation absolument identique à la précédente.

Observation XLVI. — M. X..., soixante-un ans, commissionnaire, rue Saint-Georges. Hernie inguinale entérocèle droite datant d'une vingtaine d'années ; pas de bandage ; étranglement à la suite de vomissements provoqués par une indigestion. Pendant trois jours, accidents locaux et généraux d'étranglement. Tumeur du volume d'un œuf de poule, globuleuse, rénitente et douloureuse. Application de glace. Réduction facile, le quatrième jour, à l'aide d'un léger taxis aidé du chloroforme.

Observation XLVII. — Mme X..., quarante ans, jardinière à Lalande, vient tous les matins à Toulouse (6 kilomètres), portant sur la tête une corbeille fortement chargée de légumes. Elle avait remarqué, depuis déjà quelques temps, une petite tumeur, près du côté droit du pubis, qui disparaissait assez facilement quand elle se couchait. Il y a trois jours, elle n'a pu réduire cette tumeur ; elle croit, mais elle n'en est pas sûre, qu'elle a fait un effort trop considérable pour charger sa corbeille sur la tête. Quoi qu'il en soit, pendant deux jours, malgré d'assez vives souffrances, elle a continué à travailler ; mais le matin du troisième jour, ses forces s'étant tout à coup très-déprimées et des vomissements fécaloïdes étant survenus, elle a appelé un médecin. Celui-ci, ayant essayé inutilement, pendant deux heures, à diverses reprises, un taxis énergique, réclame mon concours. A mon arrivée, je constate des phénomènes généraux graves : péritonite évidente, vomissements fécaloïdes fréquents ; facies cholérique ; tumeur inguinale dure, douloureuse, du volume d'une noix. Je pratique immédiatement l'opération : Le sac est très-épais et contient des caillots adhérents à l'intestin ; cependant celui-ci est facilement isolé avec les doigts. Une petite anse de trois centimètres au plus dans sa grande courbure est étranglée au niveau de l'anneau inguinal ; l'intestin est ecchymosé, mais paraît sain. Un seul débridement en haut, sur l'anneau, suffit pour permettre la réduction qui se fait assez facilement. Pendant l'opération, la malade a eu deux syncopes. Pansement simple ; potion tonique. La malade meurt trois heures après l'opération ; les selles ne se sont pas rétablies.

Observation XLVIII. — Mme X..., soixante ans, cardeuse de matelas, rue Gramat. Aussi loin que se reportent ses souvenirs, elle se rappelle avoir toujours constaté une grosseur facilement réductible sur le côté droit du pubis ; elle a eu plusieurs enfants, et chaque fois, son accoucheuse avait le soin de lui appliqner, au moment de la terminaison de l'accouchement, un mouchoir plié en plusieurs doubles, fortement serré avec une ceinture de cuir entourant les hanches ; elle ne portait pas de bandage ; étranglement sans cause connue datant de quatre jours quand je suis appelé. Accidents généraux caractéristiques. Tumeur du volume d'un œuf très-allongé, descendant dans la grande lèvre, tendue, douloureuse. Tentatives modérées de taxis sans résultat. Application de glace ; onctions belladonées et cataplasmes sur le ventre ; glace pour boisson. Les accidents généraux persistent, mais ne s'aggravent pas et je laisse les choses en l'état pendant quarante-huit heures. Le sixième jour, un effort modéré de taxis fait rentrer à grand bruit l'intestin hernié; les selles reparaissent deux heures après, sous l'influence d'une potion purgative prise par cuillerées de demi-heure en demi-heure.

2° ENTERO-ÉPIPLOCÈLES.

Observation XLIX. — M. X..., soixante-dix ans, avenue de la Patte-d'Oie, marchand de bois. Vieille hernie inguinale gauche habituellement irréductible, maintenue par un suspensoir ; étranglement sans cause connue; accidents ordinaires pendant cinq jours ; deux purgations sans résultat; un lavement purgatif; frictions belladonées sur la tumeur; tentatives inutiles de taxis. Appelé le sixième jour, après avoir constaté l'étranglement, je

fais appliquer de la glace. Quarante-huit heures plus tard, une
partie de la hernie rentre, après quelques efforts modérés de taxis.
Les selles se rétablissent dans la journée. Il reste dans le sac une
masse molle et irréductible qui est évidemment de l'épiploon.

Observation L. — M. X....., soixante ans, rue du Dix-Avril,
marchand de fourrage. Vieille hernie inguinale gauche, en partie
irréductible, volumineuse, contenue par un suspensoir; étranglement survenu dans le cours d'une dysenterie. Appelé le troisième jour, je constate les accidents généraux de l'étranglement.
Tumeur du volume d'un œuf de dinde, globuleuse, inégale dans
sa consistance, douloureuse sur quelques points. Taxis, modéré
même, impossible. Application de sangsues; lavements émollients;
onctions belladonées; bains, puis glace à demeure. Réduction
spontanée et rétablissement des selles au bout de vingt-quatre
heures de traitement. Il reste à l'anneau un paquet mollasse, qui
est évidemment de l'épiploon, et n'a jamais été réduit.

Nota. — Chez ces deux malades, les accidents d'étranglement
se sont reproduits un an après, et ont été dissipés avec le même
succès.

Observation LI. — X....., cinquante ans, à Drémil-Lafage,
laboureur, pauvre. Hernie inguinale droite, datant de deux ans
seulement, mal contenue par un bandage; étranglement sans
cause connue; tentatives de taxis modérées; onctions belladonées; lavements purgatifs; le tout sans résultat. Appelé le quatrième jour, je constate les accidents ordinaires; ils sont peu
intenses. La tumeur, oblongue, du volume d'un œuf de dinde,
descend dans les bourses. J'opère immédiatement: Le sac est très-
mince, il contient: 1° Une masse épiploïque, du volume d'un gros
œuf de poule, adhérente au sac, sur plusieurs points. Après avoir
détaché les adhérences, je lie le pédicule, par une double anse de
fil, et opère la résection; 2° une anse d'intestin, de dix centimètres
de long, repliée en deux, et dont la concavité entraîne avec elle, en
dehors de l'anneau inguinal, une portion de mésentère de trois
centimètres de long environ. Malgré trois incisions successives
pratiquées entre l'intestin et le sac, de façon à diviser celui-ci et
le bord supérieur de l'anneau, la réduction est fort difficile; elle
nécessite de longues malaxations de l'intestin. Réunion de la plaie
par trois points de suture; les fils qui lient l'épiploon laissés
longs et destinés à servir de drain, sortent par l'extrémité infé-

7

rieure de la plaie. Pansement ordinaire ; potion purgative. Les selles se rétablissent dans la journée. Pendant cinq ou six jours, tout semble aller à souhait ; mais bientôt survient une diarrhée colliquative , et le malade succombe le dixième jour.

Observation LII. — M. V..., cinquante-cinq ans , curé à ..... Hernie inguinale droite, remontant à une dizaine d'années , en partie irréductible, maintenue habituellement, très-incomplète-ment, par un bandage ; étranglement par cause inconnue. Pendant les trois premiers jours, le malade n'a réclamé aucun secours. Appelé à ce moment, je constate les phénomènes ordinaires , cependant il semble y avoir un peu d'amélioration dans les acci-dents généraux. Après une tentative infructueuse de taxis, avec le chloroforme, je prescris : potion purgative, onctions avec onguent belladoné et cataplasmes sur le ventre , application d'eau très-froide sur la tumeur. Celle-ci est du volume d'un œuf de dinde et descend dans les bourses ; elle est molle et peu douloureuse. Pendant deux jours encore la situation reste la même , cependant, le sixième jour, je propose l'opération qui est acceptée : A l'incision du sac, il s'échappe une masse épiploïque du volume d'une petite orange ; en le soulevant, je trouve en arrière une anse intestinale pincée, du volume d'une petite noix, très-tendue, en très-bon état, mais irréductible. Le pédicule épiploïque étant embrassé dans une double anse de fil est fortement lié et réséqué. L'étran-glement levé avec le bistouri, l'intestin est réduit facilement ; il s'écoule une assez grande quantité de sérosité péritonéale. Trois points de suture ; fil des ligatures épiploïques traînant dans le fond de la plaie et sortant par l'extrémité inférieure de la suture ; pan-sement ordinaire ; potion purgative. Celle-ci, qui avait d'abord été vomie , est cette fois conservée ; les selles se rétablissent dans la nuit ; aucune complication. Guérison complète en vingt-cinq jours.

Observation LIII. — M. de R...., cinquante-cinq ans , rue Nazareth, rentier. Hernie inguinale droite, datant de quinze ans environ ; hernie inguinale gauche, datant de dix ans environ. Toutes deux incomplètement réductibles, mal maintenues par un bandage double pelote ; étranglement sans cause appréciable, du côté droit. Le malade pense qu'une longue course de chasse a été le point de départ des accidents ; cependant, ils n'ont été bien sensibles que vingt-quatre heures plus tard, et comme ils ont débuté à la campagne, le malade y est resté deux jours sans secours ; il ne s'est fait porter à la ville, dans sa voiture, que le troisième jour ; le voyage, très-long et très-pénible, (46 kilomè_ tres, dont une partie dans de mauvais chemins de traverse), l'a horriblement fatigué, à ce point qu'appelé aussitôt l'arrivée du malade à Toulouse, je constate une dépression générale considé- rable, des vomissements fécaloïdes fréquents, un ballonnement assez considérable du ventre ; la tumeur est du volume d'un œuf ordinaire, dure et douloureuse. Du côté gauche, il n'y a rien d'anormal ; une partie de la hernie reste au dehors, mais ne pré- sente aucun caractère d'étranglement ; il ne peut y avoir d'erreur sur le siége de celui-ci. Après quelques tentatives de taxis pratiqué plutôt pour la forme que par conviction, je propose l'opération qui est acceptée et pratiquée une heure plus tard : Sac épais contenant une masse épiploïque, du volume d'une noix, très-hypernemié ; derrière lui, une anse d'intestin très-injectée mais saine, très- dure, irréductible. L'épiploon est lié, par une anse de fil, à son pédi- cule et réséqué. Après un débridement en haut, la réduction s'opère facilement. Même pansement et même traitement que dans l'observation précédente ; même résultat au bout du même temps.

Observation LIV. — X....., charretier, quarante ans, fau- bourg Matabiau. Hernie inguinale droite, datant de cinq ans, incomplètement réductible, mal contenue par un bandage habi- tuellement porté ; étranglement suite d'excès de boissons. Pendant six jours, le médecin ordinaire a essayé plusieurs fois le taxis ; il a fait prendre une purgation et deux lavements purgatifs ; il a appliqué des sangsues, a pratiqué des onctions belladonées. Quand je suis appelé, le septième jour, les accidents persistent sans être pourtant très-graves. La tumeur est énorme, presque du volume de la tête d'un fœtus à terme, et descend dans les bourses ; elle est dure et douloureuse. Je conseille l'opération qui est immé- diatement pratiquée : Sac très-mince ; masse épiploïque qui, en s'étalant, prend le volume des deux poings ; derrière lui une anse intestinale, de cinq centimètres environ, médiocrement étranglée, et cependant irréductible à cause de sa distension. Excision de la masse épiploïque, après double ligature du pédicule ; débridement en haut ; réduction de l'intestin ; pansement ordi- naire, après réunion par cinq points de suture ; fil des ligatures épiploïques formant drain dans la plaie ; potion purgative. Selles une heure après l'opération (le malade n'a eu le temps de prendre qu'une cuillerée de potion). Pas de complications. Guérison dans un mois.

Observation LV. — X......, cinquante-neuf ans, homme de peine, rue Vinaigre. Hernie inguinale, habituellement du volume d'une noix, irréductible, datant de douze ans, pas de bandage ; étranglement à la suite d'un violent effort pour soulever une barrique de vin ; douleurs rapidement excessives, accroissement de la tumeur de plus du triple, vomissements hâtifs, dépression progressive ; le médecin appelé d'abord essaie le taxis inutilement, puis donne un lavement purgatif et fait appliquer les sangsues. Appelé à mon tour, vingt-quatre heures après le début de l'étranglement, en présence de la gravité des phénomènes observés, je conseille l'opération qui est pratiquée séance tenante : Sac tellement mince qu'il peut être facilement confondu avec les couches voisines du tissu cellulaire ; masse épiploïque du volume d'une noix, réséquée après application d'une ligature au point d'émergence ; derrière lui, une anse d'intestin de sept ou huit centimètres, repliée sur elle-même, est fortement étranglée et dure comme une pierre ; il ne faut pas moins de trois débridements successifs pour que sa réduction soit possible ; selles immédiates. Réunion par deux points de suture ; fil de la ligature épiploïque formant drain dans la plaie ; pansement ordinaire. Pas d'accident dans les premières quarante-huit heures, mais accidents abdominaux progressifs pendant huit jours, à la suite desquels il s'établit une diarrhée abondante. La plaie guérit au bout de quinze jours, mais le malade n'entre véritablement en convalescence que deux mois après l'opération.

Observation LVI. — X..., soixante ans, scieur de long, faubourg Matabiau. Hernie inguinale droite, datant de vingt ans, irréductible, maintenue par un bandage ; étranglement sans cause appréciable ; pendant dix jours, le taxis répété ainsi que les moyens ordinaires ne produisent aucun résultat ; on retarde cependant l'opération en face de la bénignité relative des accidents. A mon arrivée auprès du malade, je trouve la tumeur du volume d'un petit œuf, dure et peu douloureuse. Je propose l'opération qui est acceptée et immédiatement pratiquée : Le sac qui est très-épais étant incisé, il s'échappe une masse épiploïque du volume d'une noix ; elle est immédiatement réséquée, après une ligature sur son pédicule; une anse d'intestin de, trois centimètres au plus, s'aperçoit en arrière, fortement pincée à l'anneau; elle est saine mais très-tendue. Réduction facile après un seul débridement; écoulement d'une grande quantité de sérosité. Réunion par deux points de suture, fil épiploïque formant drain dans la plaie; pansement ordinaire; potion purgative. Rétablissement des selles quatre heures après l'opération. Pas de complications. Guérison au bout de quatre semaines.

B. — Hernies crurales.

1° ENTEROCÈLES.

Observation LVII. — Mme X..., cinquante ans, revendeuse de légumes, Hôtel-Dieu. Hernie crurale droite, ancienne, usage habituel d'un bandage; étranglement sans cause appréciable, cinq jours avant son entrée à l'hôpital; le taxis a été pratiqué deux fois, en ville, pendant une heure chaque fois. A son entrée, on a donné un lavement de tabac; le taxis a été pratiqué pendant quelques minutes; on a appliqué de la glace sur la tumeur. Le sixième jour, à la visite du matin, je constate les accidents généraux ordinaires; l'abdomen est douloureux et ballonné; la tumeur est globuleuse, très-dure, du volume d'une grosse noix. L'opération est pratiquée immédiatement : A l'ouverture du sac, il s'échappe une cuillerée de sérosité sanguinolente; une anse d'intestin, de quatre centimètres à sa grande courbure, est fortement étranglée au niveau de l'anneau crural et très-congestionnée, mais saine; introduction du bistouri boutonné très-difficile; un premier débridement, qui comprend le sac et le ligament de Gimbernat, ne permet pas la réduction; j'en pratique successivement deux autres en haut et en dehors; réduction facile; écoulement d'une grande quantité de sérosité abdominale. Réunion de la plaie par deux points de suture; pansement ordinaire; onctions belladonées sur l'abdomen et cataplasmes; potion purgative. Les selles se rétablissent dans la journée; il s'écoule une nouvelle quantité de sérosité qui baigne le pansement et nécessite son renouvellement au bout de vingt-quatre heures; malgré cela la réunion a lieu par première intention; les fils sont enlevés le sixième jour.

A cette époque, survient une entérite, avec diarrhée, qui retarde la convalescence. La guérison est complète au bout d'un mois.

Observation LVIII. — Mme X...., cinquante-cinq ans, ménagère, Hôtel-Dieu. Hernie crurale ancienne du côté droit ; port habituel d'un mauvais bandage ; étranglement survenu sans cause appréciable, quarante-huit heures avant l'entrée à l'hôpital ; le taxis a été pratiqué, en ville, pendant demi-heure ; à son entrée, il est renouvelé pendant quelques minutes, puis un lavement de tabac est administré, enfin la glace est appliquée sur la tumeur. Le lendemain matin, quatrième jour de l'étranglement, à la visite du matin, je constate les accidents ordinaires ; la tumeur est dure, globuleuse, du volume d'une grosse noix ; une nouvelle tentive de taxis, d'une durée de cinq minutes, n'amenant aucun résultat, je procède à l'opération : Après l'incision successive de la peau et de quelques couches celluleuses, j'arrive sur une tumeur lisse, luisante, parfaitement isolée des couches environnantes, présentant, sur quelques points, des tractus aponévrotiques brillants, formant brides, et donnant à la tumeur un aspect mamelonné qui la fait ressembler à une petite tomate. Au premier abord, je crois avoir affaire à l'intestin, mais en circonscrivant la tumeur avec le doigt vers son pédicule, je m'aperçois que celui-ci ne peut être isolé des tissus voisins avec lesquels il fait corps. Je ne doute plus, dès lors, que j'ai affaire au sac que je n'ai pas ouvert. Soulevant, une à une, les couches superficielles, avec une pince à dents de souris, et les coupant en dédolant, j'arrive bientôt sur des mailles plus lâches, que je constate n'être autre chose que des caillots, friables, de sang à peine coagulé ; plus profondément, je découvre une surface lisse, violacée, sur la nature de laquelle je n'ai pas de doutes : c'est l'intestin, adhérent au sac, dans toute sa surface, par ces caillots intermédiaires. Les adhérences étant détruites, avec précaution, avec le doigt glissé contre les parois internes du sac, l'anse intestinale, du volume d'une petite noix, apparaît tout entière et est facilement circonscrite. Avec grand peine, en tendant les parois du sac, j'introduis à plat le bistouri boutonné jusque dans le ventre, et l'ayant retourné, j'incise le sac et le ligament de Gimbernat ; un second débridement en haut est nécessaire pour que la réduction soit possible ; une énorme quantité de sérosité limpide s'écoule de l'abdomen. Réunion par trois points de suture ; pansement ordinaire ; onctions belladonées et cataplasmes sur l'abdomen ; potion purgative. Les selles se rétablissent une heure après l'opération. La réunion, contrariée par l'écoulement d'une grande quantité de sérosité qui traverse les pièces de pansement pendant les premiers jours, n'est complète qu'au bout de quinze jours; il n'y a pas eu de complication; la malade a marché sans entraves vers la guérison.

Observation LIX. — X...., trente ans, fille de service, Hôtel-Dieu. Hernie crurale droite, aussitôt étranglée qu'apparue, trois jours avant son entrée à l'hôpital, sous l'influence d'un violent effort; le taxis a été pratiqué, en ville, pendant une heure et avec violence; on a appliqué des sangsues sur la tumeur, ainsi que des onctions belladonées et administré deux lavements purgatifs. A la visite du matin, (la malade a été admise dans les salles quelques heures avant), je constate dans le pli de l'aine une toute petite tumeur très-dure, très-douloureuse; les accidents généraux sont peu marqués; il y a quelques vomissements, mais peu caractéristiques. Conservant quelques doutes sur la nature de cette tumeur, je prescris une potion purgative et de la glace sur la tumeur. Le lendemain matin, quatrième jour de l'étranglement, il n'y a pas eu de selles; la potion a été vomie; le ventre est un peu ballonné et douloureux; les vomissements sont rares; mais il y a des hoquets nombreux et un affaissement général notable. L'opération est pratiquée : Le sac est très-mince, n'existant pas à vrai dire; une petite anse d'intestin, du volume d'une noisette, est pincée à l'anneau crural, et j'ai eu parfaitement conscience d'avoir incisé, pour arriver à la découvrir entièrement, la paroi supérieure du canal crural; elle est noire, mate et très-distendue; dans les manœuvres très-difficiles pour glisser le bistouri boutonné, l'intestin se déchire au niveau du point étranglé; il s'écoule une petite quantité de matière intestinale. J'ouvre l'intestin dans toute la longueur de sa grande courbure; j'incise enfin l'anneau, de dehors en dedans, sans toucher au sac; à ce moment une nouvelle quantité de matière intestinale s'échappe de l'abdomen. Pansement simple; glace et bouillon froid. Les selles se rétablissent dans la journée, mais les pièces de pansement continuent à être baignées. Dans les premiers temps, il y a un anus contre nature, puis une simple fistule stercorale. La guérison est complète au bout de trois mois; il n'y a eu aucune complication générale. Le traitement local a consisté dans une compression méthodique, et des cautérisations répétées avec le crayon de nitrate d'argent.

Observation LX. — X....., trente ans , ménagère , Hôtel-Dieu. Hernie crurale droite, datant de très-peu de temps , assez bien contenue par un bandage ; étranglement sans cause connue, quatre jours avant son entrée à l'hôpital ; pas de traitement jusqu'à ce moment ; souffrances atroces ; vomissements incessants ; dépression générale considérable. Tumeur, globuleuse, très-dure, très-douloureuse , du volume d'une petite orange. Opération immédiate : Sac épais ; au moment de son incision, il s'écoule une demi-cuillerée de sérosité limpide ; une anse d'intestin, de six centimètres environ , est fortement étranglée à l'anneau crural ; il est très-congestionné, mais sain. Trois débridements successifs , dont le premier sur le ligament de Gimbernat , sont nécessaires pour permettre la réduction ; il y a eu une syncope pendant l'opération. Réunion par trois points de suture ; pansement ordinaire ; glace et bouillon vineux. La dépression continue ; la malade succombe dans la journée, avant que les selles se soient rétablies.

Observation LXI. — X....., vingt-cinq ans, ménagère, Hôtel-Dieu. Hernie crurale gauche, de date récente ; pas de bandage ; étranglement sous l'influence d'un travail prolongé et pénible , trois jours avant son entrée à l'hôpital ; le taxis a été inutilement pratiqué, en ville ; il est renouvelé au moment de l'admission dans la salle ; il y a quelques vomissements, mais l'état général est satisfaisant. La tumeur de l'aine est dure , rénitente , globuleuse, du volume d'un petit œuf, non douloureuse. Pendant deux jours les accidents généraux , quoique parfaitement caractéristiques, n'empirant pas, je crois devoir temporiser ; la glace est appliquée en permanence ; deux fois par jour un taxis très-modéré est pratiqué pendant quelques minutes ; une potion purgative ayant été d'abord gardée, puis vomie sans avoir amené de selles, est suspendue ; la malade prend seulement de la glace et du bouillon vineux, froid, par cuillerées. Le troisième jour, sixième de l'étranglement , à la visite du matin , le taxis amène la réduction ; les selles se rétablissent deux heures après, spontanément ; la malade quitte l'hôpital, le surlendemain.

Observation LXII. — Mme X..., trente ans, sans profession , à Montesquieu-Volvestre. Hernie crurale gauche, datant déjà de quelques années ; étranglement sans cause appréciable. Au mo-

ment où je suis appelé, il dure depuis dix jours; le taxis a été
tenté plusieurs fois, inutilement ; on a appliqué des sangsues, pratiqué des onctions avec l'onguent nopolitain belladoné ;
des bains prolongés ont été prescrits; des lavements purgatifs on t
été administrés. A mon arrivée, on m'apprend que les accidents
paraissent s'amender ; les vomissements sont moins fréquents.
Cependant, l'état de dépression générale est considérable. La
tumeur est du volume d'un gros œuf, dure, globuleuse et douloureuse. Malgré le pronostic énoncé par moi de la façon la plus
fâcheuse, je crois de mon devoir de conseiller et de pratiquer
l'opération : Le sac incisé, il s'écoule une certaine quantité de
liquide fécaloïde; il contient une anse d'intestin, de dix centimètres
environ, gangrené et perforé ; je ne crois pas devoir prolonger
l'opération ; un simple pansement de propreté est appliqué. La
malade succombe deux heures après.

Observation LXIII. — Mme T..., soixante-quinze ans, sans profession, à Verfeil. Hernie crurale droite, ancienne, contenue habituellement par un bandage ; étranglement sans cause appréciable,
datant de neuf jours quand je suis appelé ; on a essayé le taxis
plusieurs fois et employé les moyens ordinaires, sans succès. A
mon arrivée, je constate une dépression considérable ; les accidents généraux sont très-intenses ; vomissements fréquents ;
ballonnement du ventre; lipothymies. Tumeur du volume d'un œuf,
globuleuse, dure, douloureuse. J'essaie inutilement le taxis, sans
conviction, pendant quelques minutes ; je prescris des applications
froides sur la tumeur, et portant un pronostic des plus fâcheux,
ne conseille pas l'opération. La malade est morte quelques heures
après mon départ.

Observation LXIV. — Mme D..., soixante-dix ans, ménagère,
allées Lafayette; ancienne hernie crurale droite, maintenue habituellement par un bandage ; étranglement sans cause appréciable, datant de trois jours. Avant mon arrivée, le médecin ordi
naire a essayé le taxis, mais très-modérément ; un lavement
purgatif a été donné ; on a fait des onctions belladonées et maintenu des cataplasmes. Je prescris de la glace à demeure, et de la
glace, comme boisson, alternée avec du bouillon vineux, froid. Le
lendemain, (4e jour de l'étranglement), les vomissements persistent ; le ventre est un peu ballonné ; l'état général est bon
pourtant (Mme D...... est une femme très-robuste et très-bien

conservée). La tumeur est du volume d'un petit œuf, très-dure, très-douloureuse. Je pratique l'opération : Sac épais, contenant une cuillerée de sérosité sanguinolente ; une anse d'intestin, de cinq centimètres environ, est étranglée à l'anneau crural ; elle est rouge, mais brillante et très-tendue. Un seul débridement sur le ligament de Gimbernat, suffit pour rendre la réduction facile. Réunion par deux points de suture; pansement ordinaire ; potion purgative ; bouillon vineux, froid ; onctions et cataplasmes sur l'abdomen. Les selles se rétablissent quatre heures après l'opération ; aucune complication. Guérison complète en trois semaines.

Observation LXV. — Mme X..., trente-cinq ans, rentière, sans profession, rue des Blanchers ; hernie crurale gauche datant de plusieurs années ; port habituel d'un bandage qui contenait mal la hernie ; étranglement sans cause appréciable datant de six jours. Le médecin ordinaire a essayé plusieurs fois le taxis sans résultat ; il a donné des purgatifs ; des sangsues ont été appliquées, ainsi que des frictions belladonées ; la malade a pris un bain. A mon arrivée, je constate le cortége ordinaire des symptômes de l'étranglement : suppression des selles ; vomissements ; facies amaigri ; anxiété; ventre météorisé et douloureux; tumeur, dure, du volume d'un petit œuf. L'opération est pratiquée : Rien de particulier jusqu'à l'ouverture du sac qui contient une assez grande quantité de sérosité ; une anse d'intestin, de quatre centimètres environ, est fortement étranglée à l'anneau; son aspect est peu rassurant. Cependant il est procédé au débridement. L'intestin est facilement réduit et le doigt poussé à sa suite dans la cavité abdominale ; mais au moment où il est retiré, une grande quantité de matières intestinales s'écoule par l'ouverture : il est évident qu'il existait des adhérences, avec section de l'intestin, au niveau de l'étranglement, et que, dans la manœuvre, il y a eu déchirure et ouverture de l'intestin. Mort trois heures après l'opération.

Observation LXVI. — Mme X..., trente-cinq ans, sans profession, à Seilh ; hernie crurale gauche datant de trois ans; port habituel d'un bandage ; étranglement à la suite d'une longue course, datant de huit jours; deux médecins, successivement appelés avant moi, ont pratiqué le taxis, et chaque fois se sont retirés en donnant l'assurance que la réduction avait eu lieu. Cependant les accidents d'étranglement ont persisté plus ou moins intenses. En arrivant auprès de la malade, je constate un état grave : facies cholériforme ; vomissements fréquents; cependant ils ont cessé depuis quelques heures ; ventre ballonné. Tumeur un peu molle, du volume d'une petite pomme, très-douloureuse. Je procède à l'opération : Arrivé sur le sac, son incision étant faite avec les précautions ordinaires, je le trouve rempli de matières intestinales; une anse d'intestin, de trois centimètres environ, est étranglée à l'anneau supérieur, violette et flasque; elle est percée d'un trou de la dimension d'une lentille. Je l'incise dans toute sa longueur, et il s'écoule immédiatement une grande quantité de matières intestinales. Pansement simple ; onctions mercurielles belladonées et cataplasmes sur l'abdomen ; bouillon froid. Trois ans plus tard, j'ai appris que la malade, après avoir eu longtemps une fistule stercorale, avait complétement guéri, à peu près sans traitement.

Observation LXVII. — Mme C..., quarante-cinq ans, sans profession, allée des Soupirs; hernie crurale gauche datant de plusieurs années ; port habituel d'un bandage; étranglement attribué à une longue course (procession du Jubilé), mais remontant probablement à quelques heures avant cette fatigue. Son médecin ordinaire, pendant les premières quarante-huit heures, a mis en usage les moyens ordinaires ; il a peu insisté sur le taxis. A mon arrivée (le troisième jour de l'étranglement), je constate les phénomènes typiques de ce dernier, mais peu intenses. Après avoir prescrit, de concert avec mon confrère, l'application de la glace sur la tumeur, son usage par petits fragments par la bouche, nous nous ajournons au lendemain matin afin de pratiquer l'opération, s'il y a lieu. A l'heure dite, nous constatons que les accidents se sont un peu aggravés; la tumeur, du volume d'une grosse noix, est très-dure et douloureuse. L'opération est décidée, mais des occupations pressantes me forcent à la remettre à plus tard; nous nous donnons rendez-vous pour le soir même. A ce moment j'acquiers la triste certitude que j'ai eu le plus grand tort de différer une intervention chirurgicale que la malade et sa famille réclament d'ailleurs avec instances; le facies est grippé ; le ventre est un peu météorisé et douloureux. Je procède à l'opération : Le sac ouvert, il s'écoule une cuillerée environ de sérosité, et je constate avec plaisir que l'anse d'intestin, étranglée à l'anneau supérieur, est parfaitement saine; elle a une longueur de quatre centimètres environ, mais elle est si fortement serrée, qu'il m'est absolument impossible de glisser le bistouri boutonné sur le bout de mon indicateur gauche qui ne peut nullement pénétrer dans l'anneau ; enfin, en tendant assez fortement le sac, je parviens à introduire le bistouri et à débrider, et l'intestin rentre facilement ; seulement la manœuvre a été bien plus longue que d'habitude. Réunion par trois points de suture ; pansement ordinaire ; potion ricinée ; bouillon froid. Dans la nuit, les selles sont survenues, et je trouve à la visite du lendemain matin la malade en très-bon état ; cependant la dépression générale persiste à un assez haut degré. Les jours suivants, l'état empire ; les selles ne reparaissent pas ; le ventre se météorise ; la plaie se gangrène et la malade meurt dans une syncope, le quatrième jour de l'opération.

Observation LXVIII. — Mme R..., boulangère, quarante-cinq ans, faubourg Saint-Etienne ; hernie crurale droite, ancienne ; port habituel d'un bandage ; étranglement sans cause connue, quarante-huit heures avant mon arrivée ; pendant ce temps, le médecin ordinaire a appliqué les moyens usités ; le taxis a été essayé, mais sans efforts et sans résultat ; l'état général est peu grave ; les vomissements sont rares ; abdomen un peu météorisé pourtant. Tumeur dure, globuleuse, du volume d'une grosse noix. Application de la glace sur la tumeur ; bouillon froid et glace comme boisson. Opération le lendemain matin (troisième jour de l'étranglement) : Rien de particulier d'abord, mais une fois arrivé sur le sac, les faits sont exactement les mêmes que ceux rapportés dans l'Observation LVIII ; seulement, (circonstance curieuse), l'opération actuelle a eu lieu le lendemain même de celle qui fait le sujet de l'Observation LVIII, de sorte que la première a servi à rendre la seconde moins hésitante. La terminaison a été malheureusement différente ici : Les premières vingt-quatre heures après l'opération, tout marcha bien : les selles s'étaient rétablies et les vomissements supprimés. Le second jour, il survient des phénomènes d'entérite (cette femme avait depuis longtemps des maladies d'entrailles fréquentes). Le troisième jour, la péritonite consécutive emporte la malade.

Observation LXIX. — Mme D..., cinquante ans, rentière, rue du Coq-d'Inde ; hernie crurale droite, réductible, ancienne ; port habituel d'un bandage ; étranglement sans cause connue ; le médecin ordinaire a, pendant les premières vingt-quatre heures, donné un lavement purgatif ; la malade a pris un bain ; des frictions belladonées ont été faites ; ces moyens ont été continués, le lendemain, par un second confrère appelé en consultation ; celui-ci a essayé d'un taxis modéré, pas de résultat. Appelé le troisième jour, je constate la présence d'une petite tumeur dans l'aine, dure, globuleuse, du volume d'un œuf de pigeon. Un léger taxis de quelques minutes est sans résultat ; l'état général est bon ; le pouls un peu déprimé ; l'abdomen est en très-bon état ; il n'y a que des nausées ; pas de vomissements. Nous sommes d'accord pour ne pas intervenir ; nous prescrivons de la glace *intùs et extrà ;* nous nous donnons rendez-vous pour le lendemain matin, quatrième jour. A notre visite, l'état s'est un peu aggravé ; les phénomènes locaux et abdominaux de l'étranglement sont peu intenses, mais la dépression générale est accrue. Nous sommes d'avis que l'opération doit être pratiquée, mais la malade s'y refusant, après avoir prévenu la famille que l'opération est indispensable, et qu'il est urgent d'y préparer la malade pour le lendemain, nous continuons les mêmes prescriptions. Morte dans la nuit.

Observation LXX. — X..., quarante-cinq ans, revendeuse, faubourg Saint-Michel, rue Poudepé ; hernie crurale gauche, ancienne ; port habituel d'un mauvais bandage ; étranglement datant de trois jours, pendant lesquels le médecin ordinaire a mis en usage le taxis, les bains, les purgatifs et la glace, le tout sans résultat. A mon arrivée, vomissements intestinaux fréquents ; abdomen en bon état ; état général assez bon ; tumeur globuleuse du volume d'une noix, dure, douloureuse. Opération immédiate : Rien de particulier, sauf une difficulté incroyable pour le débridement qui a lieu, finalement, sur le ligament de Gimbernat ; l'anse intestinale très-serrée jusqu'alors, mais saine, et d'une longueur de trois à quatre centimètres au plus, rentre sans difficulté. Deux points de suture ; pansement simple ; spica ; potion ricinée. Apparition des selles quatre heures après l'opération ; pas de complications ; réunion immédiate. Guérison en douze jours.

Observation LXXI. — Mme X..., quarante-cinq ans, boulangère à Sainte-Agne. Observation absolument identique à la précédente, dans *tous* ses détails.

Observation LXXII. — X..., cinquante-cinq ans, fille de service, rue Clémence-Isaure ; hernie crurale droite, ancienne,

réductible, mal contenue par un bandage porté habituellement ;
étranglement à la suite d'un effort pour enlever un objet placé
sur une planche élevée ; la malade a caché son état pendant vingt-
quatre heures et n'a reçu aucun soin. A mon arrivée, on me
montre une demi-cuvette de vomissements de matière intestinale ;
cette quantité a été rejetée, depuis trois ou quatre heures seulement ; l'anxiété est extrême ; l'abdomen un peu douloureux, mais
non météorisé. J'essaie inutilement le taxis sur une tumeur du
volume d'un œuf, très-dure et très-douloureuse ; pas de résultat.
Glace *intùs et extrà*. Le soir même, ayant constaté que les accidents persistent, mais sans aggravation, je chloroformise la
malade et amène la réduction de l'intestin, après cinq minutes de
taxis, assez intense, très-méthodique, mais non *forcé*. A la suite,
la malade a eu une entérite, et sa guérison a demandé un mois.
Ayant eu occasion de revoir cette malade, j'ai appris que, six mois
après, les mêmes accidents s'étaient reproduits, pendant qu'elle
était à la campagne. La réduction n'a pu être obtenue qu'au bout
de quatre jours, pendant lesquels les phénomènes d'étranglement
ont été très-intenses, les douleurs très-vives et le traitement
très-énergique.

Observation LXXIII. — Mlle D..., soixante ans, rentière, rue
du Peyrou ; hernie ancienne, crurale, gauche, réductible ; port
habituel d'un bandage ; étranglement sans cause connue, datant
de vingt-quatre heures ; vomissements caractéristiques ; coliques
violentes ; suppression des selles ; abdomen météorisé ; tumeur
dure, globuleuse, du volume d'une petite pomme ; taxis modéré,
sans résultat ; glace *intùs et extrà ;* lavement purgatif. Le soir du
même jour, tentative de taxis avec chloroforme, pas de résultat.
Le lendemain matin, état stationnaire ; pas d'aggravation. Nouvelle tentative de taxis, sans chloroforme : au bout de cinq minutes, réduction brusque et totale, pendant une syncope. Pas de
suites. Cette malade a eu, depuis, sa hernie étranglée plusieurs
fois ; la réduction a toujours été assez rapidement obtenue, la
malade ayant eu le soin de m'appeler, sur ma recommandation,
dès la manifestation des premiers accidents. Finalement, l'étranglement s'est produit à la campagne ; pendant trois jours, le
médecin de la localité essaya la réduction sans résultat ; appelé
alors, je trouvai à mon arrivée la malade morte.

Observation LXXIV. — X...., quarante-cinq ans, fermière à
Montrabé ; hernie crurale, droite, récente, réductible, habituel-

lement très-bien contenue par un bandage ; étranglement à la suite d'une longue course avec un chargement sur la tête, exigeant le soutien alternatif d'un bras élevé ; taxis forcé et prolongé, répété plusieurs fois, pendant trois jours ; lavements purgatifs ; frictions belladonées ; sangsues. Appelé le quatrième jour, je trouve la malade dans un état d'affaissement extrême ; les vomissements, qui ont été très-abondants et caractéristiques, sont supprimés ; l'abdomen est extrêmement météorisé ; la tumeur de l'aine est très-petite, globuleuse, très-dure ; pendant les recherches destinées à la constatation des éléments du diagnostic et du pronostic, la malade qui a eu déjà, depuis le matin, plusieurs syncopes, perd connaissance et succombe.

Observation LXXV. — Mlle X..., soixante-six ans, religieuse au couvent de ..... ; vieille hernie crurale, gauche, réductible, mais habituellement existante et non contenue ; étranglement sans cause connue. Quand je suis appelé, il date déjà de quarante-huit heures ; vomissements caractéristiques ; coliques vives ; état général satisfaisant. Tumeur très-dure, très-douloureuse, du volume d'une orange ; aucun traitement n'a été employé avant mon arrivée. J'essaie inutilement le taxis, pendant cinq minutes ; une syncope se produit, mais je dois cesser la manœuvre, parce que sa durée m'inquiète ; la malade, revenue à elle, est soumise à la glace *intùs et extrà* ; bouillon froid ; lavement purgatif. Pendant trois jours les accidents persistent ; mais comme ils ne s'aggravent pas sensiblement, je temporise. Le sixième jour, j'essaie de nouveau le taxis, comme je l'ai déjà essayé tous les matins ; cette fois la réduction s'opère ; il persiste une entérite légère qui guérit au bout de huit jours.

Observation LXXVI. — Mme T...., soixante-dix-huit ans, rentière, place Saint-Etienne ; vieille hernie crurale, gauche, réductible, mais habituellement dehors ; pas de bandage. Observation identique à la précédente, sauf que la réduction n'a eu lieu que le septième jour, et que la convalescence a été beaucoup plus longue. Il a fallu la constitution exceptionnellement riche de Mme T..... pour qu'elle ait pu guérir complétement. Ce n'est qu'au bout d'un mois qu'une dysenterie assez intense a disparu.

Observation LXXVII. — Mme de V..., quarante-deux ans, rentière, rue du Vieux-Raisin ; hernie crurale, droite, récente ; pas

de bandage ; étranglement sans cause connue ; pendant les premières vingt-quatre heures, le médecin ordinaire a donné ses
soins ; le taxis a été essayé , deux fois, modérément, sans succès.
Appelé le troisième jour , je trouve la malade dans un grand état
de surexcitation ; il n'y a eu que deux vomissements, depuis la
veille au soir ; le ventre est plutôt rétracté que distendu ; les
douleurs au niveau de la tumeur sont extrêmement vives ; celle-
ci est très-petite, très-dure, très-douloureuse. Mᵐᵉ de V..... se
refuse à laisser pratiquer de nouveau le taxis; elle réclame une
opération. Cependant, n'en voyant pas l'urgence, nous la remet-
tons au lendemain , si elle est nécessaire; jusque-là, glace sur la
tumeur ; potion antispasmodique à la glace ; bouillon à la glace. A
l'heure convenue, (quatrième jour de l'étranglement), les accidents sont plus graves ; la surexcitation est moindre et a fait place
à une certaine anxiété; les vomissements sont peu abondants ,
mais assez fréquents ; le ventre s'est un peu ballonné; le pouls
est petit et fréquent. L'opération vivement désirée est pratiquée :
Elle ne présente rien de particulier, sauf une extrême difficulté
pour le débridement qui a lieu sur le ligament de Gimbernat ; il
n'y a qu'une très-petite portion d'intestin étranglée ; il est extrêmement serré , mais sain cependant. Le débridement opéré, il est
facilement réduit. A la sortie du doigt, qui l'a repoussé, il s'écoule
un demi-verre de sérosité citrine. Deux points de suture ; pansement simple ; spica ; potion ricinée. Les selles ne reparaissent
qu'après l'administration de la cinquième cuillerée, c'est-à-dire
au bout de six heures ; la première cuillerée a été rejetée.
Dès le soir même, l'amélioration est constatée ; le lendemain matin,
je suis obligé de changer le pansement qui est baigné de sérosité ;
malgré cela, la guérison marche sans entrave; elle est complète en
quinze jours.

Observation LXXVIII. — Mᵐᵉ P... , cinquante-huit ans , rentière, grande allée Saint-Michel ; hernie ancienne, crurale ,
droite; port habituel d'un bandage ; étranglement sans cause
connue. Quand je suis appelé, les accidents, qui datent déjà de
trois jours , ont été combattus par le médecin ordinaire , et le
taxis, notamment, a été pratiqué à plusieurs reprises, mais sans
succès ; il était encouragé à persister parce que déjà, antérieure-
ment, à des époques diverses, il avait réussi à réduire la hernie ,
sans opération ; Mᵐᵉ P....., d'ailleurs très-pudique, n'a consenti à
ce que je sois consulté que quand elle a compris qu'elle ne pouvait

l'éviter. Les vomissements caractéristiques sont très-fréquents ; le ventre est assez fortement ballonné ; il y a de fortes coliques ; cependant l'état général n'est pas mauvais ; les forces de Mme P..., qui est douée d'une grande énergie, sont assez bien conservées. La tumeur est du volume d'un œuf de poule, globuleuse, rénitente et peu douloureuse. Jugeant l'opération inévitable, j'engage Mme P..... à se laisser opérer immédiatement, ce qui assurera sa guérison et la débarrassera plus tôt de ma présence qui lui répugne fort. L'opération ne présente rien d'abord de particulier : une anse d'intestin, de dix centimètres, est coudée à l'anneau supérieur ; elle présente des traces manifestes d'inflammation, et les tentatives pour réduire après un premier débridement, sont absolument sans résultat. Renonçant à des malaxations probablement inutiles et certainement dangereuses, je débride de nouveau, et assez largement, le sac et le ligament de Gimbernat ; dès lors, la hernie rentre facilement. Trois points de suture ; pansement simple ; spica ; onctions belladonées ; cataplasmes ; potion ricinée. Les selles se rétablissent dans la journée ; aucun accident ne survient ; mais la guérison est lente, et ne se complète qu'au bout de trois semaines.

Observation LXXIX. — X....., quatre-vingts ans, sans profession, ancienne jardinière à Flourens ; vieille hernie, crurale, volumineuse, gauche, non contenue, mais réductible ; étranglement sans aucune cause appréciable. Réduction, le sixième jour, par le taxis, après application continue d'eau froide, et malgré l'existence de tous les phénomènes ordinaires de l'étranglement portés à un très-haut degré.

Observation LXXX. — Mme O....., soixante-dix-sept ans, rentière, allée Saint-Etienne ; vieille hernie crurale, droite, volumineuse, contenue par une simple ceinture et facilement réductible ; étranglement sans cause connue ; accidents caractéristiques. Réduction par le taxis, le cinquième jour, après application continue de glace sur la tumeur, et l'administration : 1° de deux lavements purgatifs ; 2° de deux pilules d'Anderson, et de bouillon et vin à la glace.

Observation LXXXI. — Mme A..., soixante-quinze ans, rentière, rue des Lois, vieille hernie crurale, gauche, volumineuse ; pas de bandage ; étranglement depuis trois jours, sans cause connue ; jusqu'à mon arrivée, le médecin ordinaire a essayé la réduction par le taxis, et l'application d'onctions belladonées. Les accidents généraux sont peu intenses ; cependant les forces sont un peu déprimées. Tout bien raisonné, nous sommes d'avis, vu la nature de la hernie, de temporiser jusqu'au lendemain ; d'ici là, la malade prendra un lavement purgatif ; elle maintiendra continuellement de la glace sur la tumeur ; elle prendra du bouillon et du vin froids. Le quatrième jour, nous constatons que les forces se dépriment sensiblement ; la tumeur est globuleuse, du volume d'un œuf de dinde, rénitente, peu douloureuse. Une nouvelle tentative de taxis étant sans résultat, l'opération est pratiquée : Rien de particulier pendant l'opération, que la malade supporte très-bien ; le sac contient une assez grande quantité de sérosité un peu rosée ; une anse d'intestin, de douze centimètres environ, contournée sur elle-même, est assez fortement étranglée à l'anneau supérieur ; cependant elle est saine ; quelques tentatives sont faites pour réduire la tumeur sans débrider ; mais je ne persiste pas, la malade donnant des signes d'affaiblissement très-sensibles, je me hâte de débrider sur le ligament de Gimbernat ; Malgré cela, la réduction est encore pénible. Trois points de suture ; pansement simple ; potion tonique. Les selles reparaissent dans la journée ; la malade, dès le lendemain, commence à se nourrir ; aucun accident ne survient ; mais le cinquième jour après l'opération, la malade s'éteint sans que sa plaie ait fait mine de vouloir se cicatriser.

Observation LXXXII. — Mme C..., soixante-huit ans, rentière, rue du Taur ; vieille hernie crurale gauche, volumineuse, très-facilement réductible ; pas de bandage ; étranglement à la suite d'un vomitif, prescrit dans l'ignorance de l'existence de la hernie ; persistance des phénomènes généraux et locaux pendant quatre jours. Application de la glace sur la tumeur, dure, globuleuse et très-douloureuse, du volume d'un gros œuf de poule. Réduction, par le taxis, aidé de la position déclive, le cinquième jour. Légère entérite, pendant une semaine.

Observation LXXXIII. — X..., jardinière, cinquante-cinq ans, à Aucamville ; hernie crurale gauche, récente, réductible ; pas de bandage ; étranglement sans cause appréciable ; pas de traitement, pendant deux jours. Douleur locale, vive ; tumeur petite, dure, globuleuse ; vomissements fréquents ; surexcitation nerveuse considérable. Combinaison du taxis avec le chloroforme et la position déclive. Réduction. Légers phénomènes d'entérite, pendant trois ou quatre jours.

Observation LXXXIV. — Mme R..., soixante-seize ans, rentière à Montastruc ; vieille hernie crurale, droite, réductible ; pas de bandage ; étranglement, suite de toux pénible. Lorsque je suis appelé (le quatrième jour de l'étranglement), il a été déjà fait par le médecin ordinaire plusieurs tentatives de taxis ; deux lavements purgatifs ont été donnés ; une purgation a été rejetée. La malade est très-affaiblie ; elle vomit peu, mais elle a des hoquets fréquents ; le ventre est un peu ballonné ; il n'y a pas de coliques. La tumeur est du volume d'une pomme d'api, globuleuse, rénitente. La saison étant très-chaude, et dans l'impossibilité de se procurer de l'eau assez froide, j'ai l'idée d'essayer le refroidissement par l'éther volatilisé : dans l'espace d'une demi-heure, je vide goutte à goutte sur la tumeur un flacon contenant environ cent grammes d'éther, pendant que mon confrère aide à la volatilisation à l'aide d'un soufflet ordinaire. Au bout de ce temps, nous sentant incommodés par l'inhalation des vapeurs, nous cessons notre opération, et laissons quelques instants la malade avec une compresse arrosée d'éther, pendant lesquels nous allons respirer au dehors. A notre rentrée, le taxis étant pratiqué, la tumeur se réduit, brusquement, et en totalité, en deux ou trois minutes.

Observation LXXXV. — Mme R....., trente-six ans, sans profession, rue des Filatiers ; hernie crurale gauche, récente ; pas de bandage ; étranglement sans cause connue ; pas de soins pendant les premières vingt-quatre heures ; le second jour, le médecin ordinaire fait une tentative inutile de taxis, prescrit un lavement purgatif et des onctions avec l'onguent belladoné sur la tumeur. Appelé le troisième jour, je trouve Mme R... dans un état de souffrance indicible ; les coliques sont atroces ; les vomissements abondants et répétés ; le ventre est un peu ballonné et douloureux ; le facies est grippé ; le pouls est petit et extrêmement fréquent ; la tumeur est petite, mais très-dure et douloureuse. Opération immédiate : Il n'y a pas à proprement parler de sac ; une tumeur, du volume de la moitié d'une noisette, fait saillie à travers l'orifice inférieur du canal crural ; mais la déprimant facilement avec le bout du doigt, il m'est aisé de voir que ce n'est pas là que siége l'étranglement. Ayant incisé de bas en haut, dans une étendue de deux centimètres environ, la paroi antérieure du canal, l'intestin qu'elle comprimait se dilate subitement ; je constate alors qu'une anse de quatre centimètres environ est fortement étranglée au niveau de l'anneau supérieur ; elle est saine. Avec de grandes difficultés, je parviens à sectionner le ligament de Gimbernat ; mais cela ne suffit pas : je suis obligé de pratiquer encore deux débridements successifs sur le contour supérieur de l'anneau ; alors seulement la réduction peut être obtenue ; il s'écoule de l'abdomen un verre de sérosité citrine ; la malade a eu une syncope pendant l'opération qui a été très-douloureuse. Deux points de suture ; pansement simple ; spica ; onctions belladonées sur l'abdomen ; cataplasmes ; potion ricinée. L'affaissement persiste une grande partie de la journée ; les selles ne reparaissent que le soir, mais les vomissements ne se sont pas reproduits. Quelques phénomènes d'entéro - péritonite pendant les premiers jours, mais guérison complète en trois semaines.

Observation LXXXVI.—Mme C..., cinquante-deux ans, rentière, rue des Couteliers ; hernie crurale droite datant de dix ans environ ; port habituel d'un bandage maintenant mal la hernie, d'ailleurs facilement réductible ; étranglement, suite de longue marche ; dès les premières heures, les phénomènes de l'étranglement se montrent avec une grande intensité. Appelé six heures après le début des accidents, je constate déjà un grand affaissement général ; les vomissements sont bilieux ; seulement ils sont fréquents ; la tumeur de l'aine, du volume d'une grosse noix, est très-dure et très-douloureuse. J'essaie le taxis avec le chloroforme, sans succès. Je prescris de la glace sur la tumeur et du bouillon froid avec un peu de vin. Le lendemain matin (dixhuit heures seulement après le début des accidents), les vomissements amènent des matières intestinales ; les forces sont très-diminuées ; le pouls est petit et fréquent ; l'abdomen est un peu météorisé ; la malade me demande l'opération, et je crois devoir ne pas la retarder : Le sac, très-épais, contient deux cuillerées de sérosité rosée ; une anse d'intestin, de quatre centimètres environ, est très-fortement étranglée à l'anneau supérieur ; elle est très-tendue, très-congestionnée. Le débridement est très-difficile, à cause de l'étroitesse de l'ouverture. Deux incisions successives, l'une sur le ligament de Gimbernat, l'autre en haut, directement, sont nécessaires pour permettre la réduction de l'intestin ; issue par l'ouverture, d'une grande quantité de sérosité citrine. Deux points de suture; pansement simple; spica; potion ricinée; bouillon et vin. Les selles ne reparaissent qu'au bout de douze heures; la potion entière, contenant trente grammes d'huile de ricin, a été absorbée; la première cuillerée a été rejetée. Aucun accident interne; mais cicatrisation très-lente de la plaie; les points de suture sont enlevés le septième jour; les chairs sont coupées par les fils, mais non réunies. La guérison n'est complète qu'au bout d'un mois et demi après l'opération, et Mme C... reste très-lontemps encore valétudinaire.

2° ENTERO-ÉPIPLOCÈLES.

Observation LXXXVII. — X..., 40 ans, ménagère, Hôtel-Dieu. Ancienne hernie crurale, droite, imparfaitement réductible; port habituel d'un bandage; étranglement sans cause connue, quatre jours avant son entrée; vomissements rares, mais caractéristiques; état général bon; météorisme abdominal peu prononcé; tumeur, du volume d'un œuf de poule, globuleuse, mais assez souple dans la plus grande partie de son étendue. Application de glace, après une tentative de taxis pendant quelques minutes. Pendant quarante-huit heures il n'y a pas d'aggravation dans l'état général; le ventre est un peu plus météorisé. Un lavement de tabac est donné sans résultat. Opération le troisième jour (septième de l'étranglement) : A l'ouverture du sac, apparaît une masse épiploïque du volume d'une petite pomme; derrière elle on aperçoit, en la soulevant, une anse d'intestin, du volume d'une petite noix. Une tentative de réduction directe ayant échoué, je pratique l'incision du ligament de Gimbernat; l'intestin rentre facilement. Une double anse de fil étant passée, à l'aide d'une aiguille, à travers l'épiploon, à la sortie de l'anneau, il est fortement serré dans une double ligature, et immédiatement réséqué. Trois points de suture; les fils sortent par l'angle le plus déclive de la plaie; pansement simple; potion ricinée. Les selles reparaissent quatre heures après l'opération. Aucune complication. Réunion immédiate de la plaie, au niveau des deux points de suture les plus supérieurs; trajet fistuleux dans l'angle déclive, et suppuration abondante et fétide pendant sept ou huit jours; chute des ligatures le quatorzième jour. Guérison complète, en vingt-cinq jours.

Observation LXXXVIII. — X..., soixante-dix ans, ménagère, hôpital de la Grave; vieille hernie crurale, droite, incomplétement réductible, volumineuse, mal contenue par un bandage; étranglement sans cause connue; la malade n'a accusé son état qu'au bout de vingt-quatre heures. Tentative de taxis, sans résultat; application de la glace. Pendant les trois premiers jours, les accidents sont bénins : on pourrait croire à un simple engouement. Le quatrième jour (cinquième de l'étranglement), les vomissements, sans être fréquents, sont abondants et caractéristiques; le ventre est un peu météorisé; les forces diminuent. Tumeur, du volume d'un œuf de dinde, irrégulière, plutôt molle que dure. Nouvelle tentative de taxis, sans résultat. Opération immédiate : Sac très-épais; à son ouverture, il s'échappe une cuillerée environ de sérosité sanguinolente, puis une masse épiploïque du volume du poing; derrière elle, une anse d'intestin du volume d'une noisette, d'une couleur tirant sur le brun, mais paraissant sain. Après le débridement sur le ligament de Gimbernat, il est facilement réduit; une partie de l'épiploon est repoussée dans l'abdomen; le reste est laissé dans la plaie. Réunion par trois points de suture; pansement simple, maintenu par un bandage dit triangulaire; potion purgative, alternée avec une potion tonique; bouillon et vin. Les selles reparaissent, deux heures après l'opération; le lendemain se passe bien; le surlendemain se déclare une péritonite. Mort quatre jours après l'opération.

Observation LXXXIX. — Mme D..., soixante-cinq ans, sans profession, rue Fermat; vieille hernie crurale, droite, irréductible; pas de bandage; étranglement sans cause connue; pendant vingt-quatre heures, le médecin ordinaire, après avoir pratiqué inutilement le taxis pendant un quart d'heure, a donné ses soins à la malade; les onctions mercurielles sur la tumeur, un lavement purgatif, ont été sans résultat. Appelé le deuxième jour de l'étranglement, je trouve une tumeur du volume des deux poings, placée en travers dans le pli de l'aine, remontant presque jusqu'à l'épine iliaque antérieure et supérieure; elle est molle, peu douloureuse, et j'hésite à reconnaître qu'il s'agit véritablement d'une hernie; les vomissements sont rares et peu abondants; les forces se maintiennent presque normales. Application de glace; potion purgative; les deux premières cuillerées étant rejetées sans que les selles reparaissent, elle est suspendue. Le lendemain matin (troisième jour de l'étranglement), aucun amendement ne s'est produit ; les accidents ordinaires de l'étranglement sont peu intenses, mais les forces diminuent, et le ventre s'est météorisé. L'opération est proposée, acceptée et pratiquée, non sans une certaine hésitation, car mon diagnostic est encore peu sûr : A l'ouverture du sac, qui ne contient pas de liquide, je mets à nu un paquet d'épiploon du volume d'une tête de fœtus à terme ; d'abord très-tassé sur lui-même, il augmente encore de volume à mesure que je le soulève sur l'abdomen, détruisant une à une ses adhérences avec le sac ; il est gorgé de sang, veineux surtout, mais sain. Une fois l'épiploon complétement renversé en haut, je découvre en arrière une petite anse d'intestin, du volume d'une noix, étranglée à l'anneau supérieur ; elle est un peu violette, mais me paraît saine ; j'essaie de la réduire, mais sans réussir. Le ligament de Gimbernat étant débridé, la rentrée se fait sans difficulté. Traversant alors l'épiploon, au niveau de l'anneau crural, avec une aiguille armée d'un gros cordonnet de soie en double, je l'étrangle par deux ligatures fortement serrées, et je résèque au-dessous des fils, à un demi-centimètre environ. Réunion par cinq points de suture ; les fils qui étranglent le pédicule de l'épiploon sortent par le côté externe de la plaie ; pansement simple ; potion purgative. Aucune complication. Les selles reparaissent cinq heures après l'opération. Au premier pansement qui n'a lieu que le troisième jour, je trouve les lèvres de la plaie réunies dans toute leur étendue, sauf deux ou trois centimètres en dehors, point par lequel s'écoule une quantité *énorme* de suppuration, dont l'odeur et l'aspect sont absolument ceux des matières intestinales, mais je ne me méprends pas sur sa provenance : c'est du tissu cellulaire gangrené, en déliquium. Après l'avoir bien lavée et exprimée avec soin, la plaie reste sèche, d'ailleurs les selles ont repris parfaitement leurs cours. Pendant une dizaine de jours cet écoulement continue, et baigne d'une façon dégoûtante les pièces de pansement qu'il infecte ; peu à peu il diminue. Le quinzième jour, les fils à ligature se détachent, et dès lors la cicatrisation marche rapidement. La guérison est complète, vingt-cinq jours après l'opération ; les points de suture avaient été enlevés le sixième jour.

Observation XC. — X..., quarante-cinq ans, ménagère à Rouffiac ; hernie crurale droite datant de cinq ans, irréductible ;

pas de bandage ; étranglement sans cause connue, depuis six jours, pendant lesquels le médecin ordinaire a pratiqué trois fois le taxis, donné une purgation et un lavement purgatif, fait des onctions belladonées sur la tumeur; le tout sans résultat. A mon arrivée, je trouve la malade dans un état de prostration assez prononcé; le pouls est petit; les vomissements sont rares et peu abondants ; le ventre est un peu ballonné et douloureux. Tumeur du volume d'un gros œuf de poule, un peu douloureuse, mais assez souple, surtout en avant. L'opération est pratiquée : Le sac est presque celluleux; il ne contient pas de liquide, ou à peine. Dès l'incision faite, il s'échappe une masse épiploïque du volume d'une pomme d'api ; il est rouge et gorgé de sang ; en le soulevant, on aperçoit, en arrière, une anse d'intestin étranglée à l'anneau, du volume d'une noix, d'une couleur presque normale ; le taxis cependant est sans résultat; l'épiploon me gênant pour continuer l'opération, je l'embrasse, à sa base, par une double ligature fortement serrée, et je le résèque ; le débridement sur le ligament de Gimbernat étant facilement pratiqué, je réduis sans peine l'intestin. Deux points de suture; les fils qui étranglent l'épiploon sortent par l'angle externe de la plaie ; pansement simple ; spica; potion purgative. Aucune complication; les selles reparaissent quelques heures après l'opération ; le sixième jour, les points de suture sont enlevés; les ligatures tombent le seizième jour. La guérison est complète le vingt-cinquième.

Observation XCI. — Mme D..., cinquante ans, sans profession, rue Projetée ; hernie ancienne crurale, gauche, en partie irréductible; port habituel d'un bandage; étranglement sans cause connue quarante-huit heures avant mon arrivée ; le médecin ordinaire a pratiqué plusieurs fois le taxis, inutilement; il a prescrit un lavement purgatif, sans résultat ; des onctions avec l'onguent mercuriel belladoné ont été faites ; la malade a pris deux bains. L'état général est bon ; il n'y a eu encore que deux vomissements; le ventre est tendu, mais non météorisé. Tumeur, du volume d'un œuf de poule, très-sensiblement souple en avant, dure et douloureuse en arrière. J'exerce le taxis sur cette dernière partie seulement : rentrée bruyante de l'intestin, au bout de deux ou trois minutes ; il reste la partie qui forme la tumeur en avant ; elle n'a jamais été réduite, d'après la malade. Pendant plusieurs années j'ai été appelé à réduire cette hernie qui s'étranglait très-acilement, sans cause appréciable; chaque fois, une tentative de taxis, pratiqué quelques heures au plus après le début de l'étranglement, a été suivi de succès. Un jour, absent, je ne pus me rendre à l'appel pressant de la malade; un autre médecin fut-il appelé? — réussit-il? — la malade a-t-elle succombé? — je n'en ai plus entendu parler.

Observation XCII. — Mlle W....., trente-cinq ans, sans profession, rue du Lycée; existence, depuis déjà plusieurs années, d'une tumeur dans l'aine droite, du volume d'une noix; pas de bandage, deux médecins qui lui ont donné des soins, à diverses reprises, ayant affirmé que ce n'était pas une hernie. Appelé vingt-quatre heures après des accidents d'étranglement manifestes : suppression des selles, vomissements fréquents de matières intestinales, coliques violentes, douleur vive à l'aine, le tout survenu sans aucune cause appréciable que d'avoir fait un certain effort pour pousser un lit, je pratique sur la tumeur, très-dure et très-sensible en arrière, un taxis de quelques minutes, au bout desquelles Mlle W... a parfaitement conscience, ainsi que moi, qu'une partie de la tumeur est rentrée, avec un bruit particulier caractéristique; ce qui reste correspond à ce que Mlle W.... a coutume de percevoir dans le pli de l'aine. Glace sur la tumeur; potion purgative. Au bout de trois heures, les selles reparaissent et tout accident cesse. Le lendemain, Mlle W.... était revenue à son état normal. Ce qu'il y a eu de singulier ici, c'est que, ayant conseillé de porter désormais un bandage, Mlle W..... s'y est obstinément refusée, se basant sur ce que, ayant consulté de nouveau les deux médecins, qui l'avaient déjà vue, ils lui ont assuré qu'elle n'avait pas de hernie et n'en avait jamais eu. Ayant persisté dans mon dire, elle s'est fâchée, et je ne l'ai plus revue.

Observation XCIII. — X....., soixante ans, fille de service, à l'établissement des Sourdes-Muettes; vieille hernie crurale droite, en partie irréductible; accidents d'étranglement sans cause connue, non accusés par la malade pendant trois jours, et méconnus par le médecin ordinaire pendant trois jours encore; puis, taxis violent et prolongé. Appelé le septième jour, je constate les phénomènes habituels; suppression des selles; vomissements rares mais caractéristiques; météorisation peu considérable; état général, relativement bon; au pli de l'aine existe une tumeur, du volume d'un gros œuf de poule; la peau qui la recouvre est évidemment phlegmoneuse; il semble y avoir de la fluctuation, profondément. Je diagnostique un étranglement en train de se terminer par gangrène et anus contre nature, et conseille, sans autre, des cataplasmes sur la tumeur. J'ai appris que, quarante-huit heures plus tard, l'abcès stercoral s'était ouvert au dehors, laissant écouler une grande quantité de matières intestinales mélangées à des détritus gangréneux de tissu cellulaire. Cette femme a vécu un mois avec son anus contre nature, elle a succombé à une diarrhée colliquative.

Observation XCIV. — X...., cinquante-trois ans, portière, rue Pharaon; hernie crurale droite, en partie irréductible, datant de cinq ou six ans; port habituel d'un bandage; étranglement à la suite d'une colère avec dispute. Appelé le jour même, quelques heures après la manifestation des premiers accidents, je pratique sans succès le taxis. Je prescris la glace sur la tumeur et du bouillon froid. Pendant cinq jours, ce traitement est continué, le taxis étant pratiqué tous les matins, pendant quelques minutes, sans résultat. Le sixième jour, constatant que les vomissements se rapprochent et deviennent plus abondants, que le ventre se météorise et que les forces s'épuisent, je pratique l'opération (la tumeur a le volume d'un œuf de pigeon, elle est globuleuse, inégale dans sa consistanee, un peu douloureuse) : sac mince, et à peu près étanche, contenant un petit paquet d'épiploon, du volume d'une noix; en arrière de lui, on voit une portion d'intestin, guère plus grosse qu'une noisette, étranglée ou plutôt pincée à l'anneau supérieur : elle est violacée mais lisse et consistante. Après avoir embrassé l'épiploon, près de l'anneau, dans une ligature, je serre fortement celle-ci et je résèque; puis, après avoir, avec assez de peine, incisé le ligament de Gimbernat, j'opère facilement la réduction de l'intestin. Deux points de suture; les fils de ligature sortent par l'angle externe de la plaie; pansement simple; spica; potion purgative. Pas de complications; les selles reparaissent trois heures après l'opération. Suppression des points de suture le septième jour; chute de la ligature le douzième. Guérison complète le vingtième.

Observation XCV. — X..., cinquante ans, ménagère, rue de la Pleau; hernie crurale droite, ancienne, irréductible; pas de bandage; étranglement, suite de fatigue, datant de cinq jours, pendant lesquels elle a reçu les soins d'un médecin appelé dès les premiers instants; le taxis a été essayé, le premier jour, et quelques heures avant mon arrivée ; deux lavements purgatifs ont été donnés ; on a appliqué des sangsues et pratiqué des onctions mercurielles belladonées. Vomissements rares, mais assez copieux ; météorisation sensible de l'abdomen ; coliques ; état général bon ; tumeur du volume d'un œuf de dinde, allongée, presque plate, remontant vers l'épine iliaque antérieure et supérieure, douloureuse à la pression, de consistance inégale, surtout en avant. L'opération est pratiquée : Sac très-épais, à peu près étanche, adhérent sur plusieurs points à une masse épiploïque évidemment contuse qui, dès l'ouverture du sac, acquiert le volume d'une petite orange ; l'intestin est en arrière ; l'anse étranglée à l'anneau, de six centimètres d'étendue environ, est fortement coudée sur elle-même ; elle est saine. Le pédicule épiploïque étant serré entre deux ligatures, la masse est réséquée. Trois incisions successives, dont la première sur le ligament de Gimbernat, les deux autres en haut, sont nécessaires pour permettre la rentrée de l'intestin ; immédiatement la malade inonde son lit de selles presque involontaires. Trois points de suture ; les fils de ligature sont ramenés à l'angle le plus déclive de la plaie ; pansement simple ; spica. Aucune complication. Les points de suture sont enlevés le cinquième jour ; les ligatures tombent le quatorzième. La guérison est complète le vingt-deuxième.

Observation XCVI. — Mlle X..., quarante-cinq ans, rentière, rue de la Pomme ; hernie crurale droite, en partie irréductible ; port habituel d'un bandage ; étranglement sans cause connue ; traitement et taxis inutiles pendant quatre jours. Application constante de glace. Le cinquième jour, les vomissements, qui jusqu'alors avaient été très-modérés, deviennent presque incessants ; le ventre se météorise ; le facies se grippe. La tumeur présente exactement les mêmes caractères que dans l'observation précédente. L'opération est pratiquée : Le contenu du sac est identique à ce qui a été noté dans l'observation précédente, et la manœuvre opératoire également ; les selles font irruption au moment même de la rentrée de l'intestin, comme dans l'observation en question. Le pansement est le même ; mais les suites sont différentes : un érysipèle parti de la plaie, dès le troisième jour de l'opération, envahit une certaine étendue de la paroi de l'abdomen, et retarde la cicatrisation de la plaie ; puis, survient une diarrhée colliquative qui menace les jours de la malade. La guérison n'est complète qu'au bout de deux mois ; les ligatures étaient tombées le douzième jour ; les points de suture avaient été enlevés dès le troisième jour.

Observation XCVII. — Mlle X..., trente-huit ans, institutrice, rue des Lois ; hernie crurale gauche, datant de deux ans, irréductible ; pas de bandage ; étranglement sans cause appréciable. Appelé dès les premiers accidents, j'apprends que la tumeur que j'observe a plus de volume qu'à l'ordinaire, et cette augmentation s'est produite pendant que Mlle X..... se levait sur la pointe des pieds, mais sans grand effort, pour atteindre un objet placé dans une armoire haute ; elle est du volume d'une petite pomme, dure, globuleuse, très-douloureuse. Ayant inutilement pratiqué le taxis, pendant cinq minutes, je prescris l'application continue de la glace, des boissons froides et un lavement purgatif. Le lendemain matin, les accidents de l'étranglement sont plus accusés ; vomissements bilieux ; abdomen un peu tendu et sensible ; la tumeur est moins douloureuse. Nouvelle tentative de taxis, avec chloroforme, dans le lit, la malade se refusant à se laisser placer dans la position déclive ; pas de résultat. Continuation de la glace ; bouillon froid ; glace par morceaux. Le troisième jour, les vomissements sont caractéristiques ; le ventre est plus tendu que la veille, et plus sensible. Taxis sans résultat. Opération : Le sac contient : 1° Un petit paquet d'épiploon que j'excise, après l'avoir embrassé, à son pédicule, par une ligature étroitement serrée ; 2° une anse d'intestin, de quatre ou cinq centimètres, fortement étranglée à l'anneau crural ; elle est saine. Après débridement sur le ligament de Gimbernat, elle rentre facilement par le taxis. Deux points de suture ; le fil de ligature est ramené à l'angle externe de la plaie ; pansement simple ; spica ; potion purgative. Pas de complication. Guérison en vingt jours ; les points de suture ont été enlevés le sixième jour ; la ligature est tombée le douzième ; les selles avaient reparu trois heures après l'opération.

Observation XCVIII. — X..., cinquante-six ans, fille de service, rue de la Fonderie ; hernie crurale droite, ancienne, irréductible en partie ; port habituel d'un bandage ; étranglement sans cause appréciable, à moins que l'on ne doive tenir compte d'un travail un peu plus pénible qu'à l'ordinaire. Cette fille, très-robuste et très-craintive, continue son travail pendant vingt-quatre heures après le début présumé de l'étranglement ; elle ne s'alite que

lorsque les vomissements surviennent, et pendant quarante-huit
heures encore, elle dissimule son état, donnant aux vomissements
une autre cause; ce n'est que le quatrième jour qu'effrayés de
la nature des vomissements et de l'affaiblissement rapidement
progressif de leur domestique, ses maîtres me firent appeler. Je
découvre l'existence de la hernie; la tumeur est du volume d'un
œuf de poule, très-dure et douloureuse; forces déprimées; face
grippée; vomissements caractéristiques; abdomen météorisé.
Opération immédiate: Sac très-épais, vide de liquide; il contient:
1° Une masse épiploïque très-congestionnée, du volume d'un œuf
(étranglée à son pédicule par deux ligatures fortement serrées,
elle est excisée); 2° une anse d'intestin de trois ou quatre centimètres environ, fortement serrée à l'anneau crural. Deux débridements sont nécessaires, un sur le ligament de Gimbernat,
l'autre en haut; puis l'intestin est réduit par le taxis; il s'écoule
une énorme quantité de liquide abdominal. Trois points de suture;
fils de ligature ramenés à l'angle externe de la plaie; pansement
simple; spica; onctions belladonées et cataplasmes sur l'abdomen;
potion ricinée. Les selles ne paraissent que dans la soirée. Guérison tardive; entérite d'abord; puis, état valitudinaire prolongé;
ce n'est qu'au bout de trois mois que la malade peut commencer
à se lever; les points de suture ont été enlevés le quatrième jour,
par suite d'une menace d'érysipèle; les fils sont tombés le seizième
jour, après une suppuration abondante, dont le sac probablement
et une certaine quantité de tissu cellulaire ont fait les frais.

Observation XCIX. — Mme F..., quatre-vingt-un ans, rentière,
place des Puits-Clos; hernie crurale, double, récente, entièrement réductible à gauche, incomplétement à droite; pas de bandage; étranglement de ce côté, sans cause connue, remontant à
trois jours, pendant lesquels le médecin ordinaire a pratiqué
deux fois le taxis, prescrit un lavement purgatif et maintenu de
la glace. Mme F..... qui, malgré son âge avancé, est encore très-
forte et très-courageuse, réclame l'opération; l'état général est
bon; les vomissements sont rares et peu abondants, mais caractéristiques; il y a des coliques violentes, mais l'abdomen est
presque normal; rien ne presse évidemment, cependant la malade
craint que, dans les efforts, la hernie du côté gauche ne s'étrangle à son tour, et cette raison, fortifiée de la certitude que l'étranglement de droite ne cèdera pas, je me décide à pratiquer
l'opération, la tumeur n'est pas douloureuse, mais du volume

d'une petite pomme ; elle est très-dure. Opération : Le sac, vide de liquide, contient : 1° Un petit paquet épiploïque, du volume d'une petite noix, que j'excise, après avoir placé une ligature très-serrée au niveau de son pédicule ; 2° une petite anse d'intestin, parfaitement saine, quoique très-fortement serrée à l'anneau supérieur. Une seule incision suffit pourtant ; elle est pratiquée sur le ligament de Gimbernat ; l'intestin est alors réduit, sans difficulté ; immédiatement, il se produit, involontairement, une selle très-abondante. Deux points de suture ; le fil est ramené à l'angle externe de la plaie ; pansement simple ; spica ; potion tonique ; bouillon et vin chaud. Pas de complication. Guérison en vingt-cinq jours ; les points de suture ont été laissés jusqu'au dixième jour ; le fil à ligature est tombé le quinzième.

Observation C. — Mme D....., trente-huit ans, sans profession, rue St-Remésy ; hernie crurale gauche, ancienne, en partie irréductible ; pas de bandage ; étranglement sans cause appréciable. Appelé le quatrième jour, je trouve la malade avec des forces assez déprimées, des vomissements fréquents et abondants de matières intestinales ; le ventre est tendu et douloureux. La tumeur, du volume d'un œuf de dinde, pointant en dehors, est peu douloureuse, mais dure assez uniformément. Le médecin traitant a pratiqué, deux fois, le taxis sans résultat ; il a été donné deux lavements purgatifs ; la glace a été appliquée, dès le début ; l'opération est aussitôt pratiquée : Sac très-mince, contenant un paquet épiploïque du volume d'un gros œuf de poule, et une anse d'intestin, en arrière, d'une longueur de cinq centimètres environ, très-serrée, un peu violacée ; l'épiploon est de la même nuance, par suite d'une congestion veineuse considérable, presque variqueuse. Excision de l'épiploon, après étranglement de son pédicule par deux anses de fil étroitement serrées. Réduction facile de l'intestin, après le débridement du ligament de Gimbernat. Trois points de suture ; fils ramenés dans l'angle externe ; pansement simple ; spica ; potion ricinée. Pas de complication. Guérison en vingt jours. Les selles ont reparu dans la journée ; les points de suture ont été enlevés le septième jour ; le premier fil est tombé le douzième, le second le quinzième.

Observation CI. — X..., quarante-cinq ans, homme de peine, Hôtel-Dieu ; hernie crurale droite, ancienne, en partie irréductible ; port habituel d'un bandage ; étranglement sans cause connue, datant de trois jours au moment de l'entrée dans l'hôpital ; au dehors on s'est borné à pratiquer le taxis pendant demi-heure ; à son arrivée, un lavement de tabac a été donné, puis on a appliqué de la glace sur la tumeur. Vomissements rares mais caractéristiques ; abdomen un peu météorisé ; état général satisfaisant ; tumeur du volume d'un œuf de poule , globuleuse, peu douloureuse , de consistance inégale. Opération quelques heures après son entrée : Sac, assez épais, contenant : 1º Un paquet d'épiploon , du volume d'une petite pomme. Après l'étranglement par une double ligature ; il est réséqué ; 2º une anse d'intestin , en arrière de l'épiploon, d'une longueur de trois à quatre centimètres , fortement étranglé à l'anneau crural. Débridement sur trois points , en haut , le premier assez pénible. Réduction un peu difficile néanmoins de l'intestin ; à ce moment, évacuation abondante, involontaire, qui dure pendant tout le temps du pansement. Trois points de suture ; fils ramenés dans l'angle externe ; pansement simple ; spica ; bouillon et vin. Dans les premières quarante-huit heures, affaissement considérable du malade, provoqué , très-probablement, par la diète subie depuis quatre jours , et la prodigieuse quantité de matières évacuées après l'opération ; délire d'inanition, avec cette particularité que le malade, persuadé qu'on veut l'empoisonner, se refuse absolument à rien prendre ; cependant, tantôt par la rudesse, tantôt par la persuasion, on réussit à le nourrir avec du vin et du bouillon très-concentré ; le délire cesse. Dès lors, pas de complication. Guérison en vingt-cinq jours ; points de suture enlevés le sixième jour ; le quinzième jour , en tirant sur un des fils des ligatures , on emmène en même temps le second , par suite de gangrène de l'épiploon au-dessus du point lié.

Observation CII. — X..., quarante-cinq ans, homme de peine, Hôtel-Dieu ; hernie crurale ancienne , droite, irréductible ; pas de bandage ; étranglement , sans cause appréciable , quatre jours avant son entrée à l'hôpital ; au dehors, on a pratiqué deux fois le taxis , inutilement. Vomissements rares , mais caractéristiques ; état général bon ; abdomen en bon état, tumeur du volume d'un œuf de poule , peu douloureuse, assez molle. Lavement de tabac ; application de glace. Vingt-quatre heures après son entrée (cinquième jour de l'étranglement), les accidents persistent, l'opération est pratiquée : Manœuvre opératoire et contenu du sac, absolument semblables à ce qui est relaté dans l'Observation précédente, avec cette seule différence qu'ici, l'incision de débridement ayant été pratiquée avant la ligature de l'épiploon, celui-ci, au moment de sa ligature, tendait sans cesse à sortir de l'abdomen, de telle façon que les ligatures ont été, en définitive, appliquées à deux centimètres au moins au-dessus du point sur lequel avait lieu l'étranglement par l'anneau crural, sur une portion issue de la cavité abdominale pendant les manœuvres. Trois points de suture; fils ramenés dans l'angle externe de la plaie; à ce moment, selle involontaire considérable. Pansement simple; spica; bouillon, vin. Aucune complication du côté de l'abdomen; état général bon; du côté de la plaie cela ne marche pas aussi bien; le quatrième jour je suis obligé d'enlever les points de suture, à cause d'un commencement d'érysipèle traumatique, qui cède promptement à la médication. Guérison complète en vingt-cinq jours; les fils à ligature sont tombés, l'un le douzième jour, l'autre le treizième.

Observation CIII. — X....., terrassier, quarante ans, hernie crurale droite ancienne, irréductible; port habituel d'un bandage. Cet homme, qui habite Cugnaux, voit sa hernie s'étrangler sans cause appréciable; le médecin ordinaire, étant appelé, après avoir inutilement pratiqué le taxis, demande l'assistance d'un confrère qui constate l'étranglement, mais en présence d'une bénignité relative des symptômes, ne juge pas l'opération nécessaire et se borne à conseiller les purgatifs et les onctions belladonées (ceci se passait le troisième jour de l'étranglement); sept jours plus tard (dixième de l'étranglement), le médecin ordinaire, après avoir passé par des alternatives d'espoir de guérison, et de crainte de mort prochaine, par suite de grandes oscillations dans la marche des accidents, rappelle son confrère en consultation. Celui-ci pensant que, cette fois, l'opération devra être pratiquée, arrive accompagné d'un troisième; mais ayant, tous deux, jugé le cas désespéré et l'opération inutile, ils se retirent sans la pratiquer. Deux jours après (douzième de l'étranglement), le médecin ordinaire, voyant que les choses restent à peu près dans l'état, et voulant mettre sa responsabilité à couvert, envoie le malade à l'Hôtel-Dieu. Au moment où je vois le malade (deux ou trois heures après son entrée), je suis frappé, vu la date de l'étranglement, de la conservation des forces du malade; les vomissements sont rares; le ventre est très-peu ballonné; la tumeur, du volume d'un œuf de poule, est globuleuse, à peu près indolore, et de consistance irrégulière. L'opération étant aussitôt pratiquée, je trouve dans le sac un paquet épiploïque, derrière lequel une anse d'intestin est étranglée ; le tout est parfaitement sain. Le débridement ayant été pratiqué, sur deux points, en haut, sur le pourtour de l'anneau crural, je réduis très-facilement, d'abord l'intestin, puis le paquet épiploïque. Deux points de suture ; pansement simple ; spica ; potion ricinée, alternée avec du bouillon vineux. Dans les premières quarante-huit heures, tout marche à souhait ; les selles ont reparu deux heures après l'opération, et je pronostique un beau succès. Le troisième jour, se déclare une péritonite qui résiste au traitement le plus actif et emporte le malade, le sixième jour après l'opération.

Observation CIV. — X....., soixante-cinq ans, fermier, à Saint-Jory ; hernie crurale droite, ancienne, volumineuse, irréductible ; pas de bandage, proprement dit, mais une plaque creuse en caoutchouc maintenue par une ceinture en laine ; étranglement sans cause appréciable ; pendant trois jours, le médecin ordinaire a essayé inutilement, plusieurs fois, le taxis, les lavements purgatifs, et a pratiqué des onctions de pommade mercurielle belladonée., d'une façon constante. Appelé le quatrième jour, je constate la présence à l'aine d'une tumeur du volume du poing, très-dure, très-douloureuse ; il y a eu des alternatives dans la fréquence des vomissements ; mais, depuis vingt-quatre heures, ils tendent à se rapprocher ; le ventre est en assez bon état, et les forces sont conservées. Je pratique l'opération : Le sac contient un paquet énorme d'épiploon adhérent à ses parois sur plusieurs points ; en détruisant la première, je provoque une petite hémorrhagie qui nécessite l'application d'une ligature ; j'ai dès lors le soin, avant de détruire les autres, de les entourer, au point d'insertion, d'une double ligature, et je coupe entre les deux, absolument comme cela se pratique après l'accouchement, pour la section du cordon ombilical ; je place ensuite, avec une grosse aiguille, une anse double de gros fil ciré au niveau de la sortie de l'épiploon de l'anneau crural, et je résèque toute la partie située au-dessous. L'anse intestinale étranglée, qui était en arrière, se trouve ainsi tout à fait à découvert ; elle a une longueur de dix centimètres environ ; elle est coudée à angle aigu sur elle-même ; l'étranglement est assez considérable ; cependant, après deux débridements peu profonds, en haut, et en dedans, la réduction est assez facilement opérée. Quatre points de suture ; fils ramenés dans l'angle le plus déclive de la plaie ; pansement simple, maintenu par un bandage triangulaire; potion ricinée ; bouillon et vin. Pas de complication. Les selles reparaissent une heure après l'opération; les points de suture sont enlevés le huitième jour; les ligatures tombent l'une après l'autre les quinzième et seizième jours. Guérison complète en un mois.

Observation CV. — X....., vingt-neuf ans, ouvrier filateur , quai Saint-Pierre; hernie récente, crurale, droite, réductible; port habituel d'un bandage; étranglement sans cause connue, seulement , il faut tenir compte d'un excès de travail debout. Depuis deux jours déjà, quand je suis appelé, X... a constaté que sa hernie, d'ailleurs plus volumineuse que d'habitude, ne rentrait qu'imparfaitement; depuis quelques heures elle ne rentre plus du tout, et il a des coliques; il a pratiqué lui-même le taxis , assez violemment, et d'une façon assez prolongée. J'essaie, moi-même , de nouveau, après l'avoir chloroformisé, et je n'obtiens aucun résultat. Je conseille le repos, la glace en permanence et du bouillon. Dans la soirée (deuxième jour de l'étranglement bien confirmé), je suis appelé, en toute hâte; le malade souffre horriblement du ventre; il a de nombreux vomissements de matières intestinales; son anxiété est extrême; la tumeur est dure , globuleuse , du volume d'une grosse noix. Sur ses instances, j'opère immédiatement : Le sac, à peine formé, contient une petite masse épiploïque, de la grosseur d'une grosse noisette; fortement étranglée par une ligature, à son point d'émergence, elle est réséquée; derrière, paraît l'intestin , fortement pincé, du volume tout au plus d'un gros pois; sa coloration est extrêmement foncée, presque noire; il est lisse et brillant. J'ai toutes les peines du monde à glisser la lame du bistouri courbe pour opérer le débridement. Une toute petite incision, en haut et en dedans, suffit pourtant pour permettre la réduction de l'intestin assez rapidement. Deux points de suture; fil dans l'angle externe de la plaie; pansement simple; spica; potion ricinée. Les selles ne paraissent que douze heures après l'opération; les premières cuillerées de potion ont été vomies; pendant les trois premiers jours, je suis sous le coup d'une entéro-péritonite imminente ; cependant, peu à peu les accidents s'amendent; une diarrhée, qui dure quinze jours, cesse enfin , et la guérison est complète le trente-cinquième jour ; les points de suture avaient été enlevés le cinquième jonr; le fil de la ligature était tombé le quatorzième jour.

Observation CVI. — X..., cinquante-six ans, boulanger, faubourg des Minimes ; hernie crurale ancienne, du côté gauche, mal contenue par un bandage habituellement porté, irréductible en partie ; étranglement sans cause connue. Le premier-jour, un long taxis est pratiqué par le médecin ordinaire, sans résultat. Purgatifs par la bouche et par l'anus ; bains ; sangsues ; onguent belladoné, les jours suivants. Le quatrième jour, étant appelé, je constate la présence d'une tumeur du volume d'un œuf, dure, globuleuse, très-douloureuse ; les vomissements sont rares, mais caractéristiques ; état général bon ; abdomen un peu météorisé. L'opération est pratiquée : Sac contenant : 1º une cuillerée environ de sérosité sanguinolente ; 2º un paquet épiploïque gorgé de sang, manifestement ecchymosé, du volume d'une petite pomme. Etranglé à son pédicule par deux anses de fil bien serrées, il est réséqué ; 3º une anse d'intestin, de cinq centimètres environ, très-serrée à l'anneau, mais très-saine. Après un débridement en haut et en dedans, elle est facilement réduite. Trois points de suture ; fils ramenés à l'angle le plus déclive ; pansement simple ; spica. Au moment où le pansement se termine, il se produit une selle abondante. Guérison rapide en vingt jours ; les points de suture enlevés le cinquième jour ; les fils à ligature tombés le douzième.

C. — Ombilicales.

ENTÉROCÈLES.

Observation CVII. — Se confond avec l'observation IX.

Observation CVIII. — Mme V..., trente-quatre ans, sans profession, quai de Tounis ; hernie ombilicale datant de l'enfance, habituellement réductible ; pas de bandage. Etant en mal d'enfant, elle me prie de l'assister pour maintenir sa hernie pendant le travail d'expulsion ; mais l'accouchement nécessitant mon intervention, la surveillance de l'ombilic est insuffisante, et en replaçant la malade dans son lit, je constate que la hernie n'est pas rentrée. J'essaie le taxis, mais inutilement. N'osant conseiller la glace, je baigne, en quelque sorte, la tumeur sous une forte couche d'onguent napolitain belladoné ; malgré tout, au bout de vingt-quatre heures, la hernie n'était pas encore rentrée, et déjà se manifestaient de la tympanite, des coliques et des envies de vomir, sur la cause desquelles je ne pouvais conserver le moindre doute. Après avoir, de nouveau, essayé d'un taxis modéré, sans résultat, je circonscris la tumeur avec des linges formant bourrelet, puis avec un flacon d'éther et un soufflet, je produis un refroidissement local pendant demi-heure environ. Au bout de ce temps, m'apercevant que la malade est presque anesthésiée, je pratique encore le taxis et, cette fois, au premier effort, la tumeur se réduit, tout à coup, avec une sorte d'explosion intra-abdominale.

AUTOPSIES.

Sur le nombre des malades, qui ont succombé, et dont l'histoire est relatée dans les observations qui précèdent, trois autopsies seulement ont pu être faites ; en voici le résultat :

Observation III. — Péritonite générale, légère, pariétale et viscérale ; au niveau de la réunion du tiers inférieur avec les deux tiers supérieurs de l'ileon, l'intestin est violacé, flasque, dans une étendue de cinq ou six centimètres, et présente quelques adhérences avec les anses voisines ; au-dessus de ce point, l'intestin est rempli de matières liquides ; au-dessous, il est complétement vide, et comme affaissé ; tout le paquet qui plonge dans le petit bassin, derrière la vessie, forme une masse compacte, les circonvolutions étant agglutinées les unes avec les autres, mais sans adhérences.

Observation IV. — Péritonite intense, pariétale et viscérale ; la masse intestinale, tout entière, présente des adhérences avec la paroi abdominale antéricure ; une couche pseudo-membraneuse les sépare l'une de l'autre ; l'intestin est violemment phlogosé, dans toute son étendue, surtout dans un point qui correspond au commencement de l'ileon ; là, dans une étendue de quinze centimètres, l'intestin est fortement injecté, mais il a conservé sa perméabilité ; en soulevant la massse intestinale, on trouve dans le petit bassin quelques cuillerées de sérosité trouble.

Observation CIII. — Péritonite intense ; rien de particulier dans l'intestin , que la phlogose habituellement constatée dans les cas d'entéro-péritonite ; on ne retrouve pas la portion étranglée ; nulle partie de l'intestin ne diffère des autres ; l'épiploòn est vivement congestionné ; on reconnaît facilement la portion qui avait été étranglée et qui a été réduite ; comme flétrie, elle est en quelque sorte enkystée dans une formation de fausses membranes adhérentes, d'une part, à la paroi antérieure de l'abdomen, et d'un autre côté à la masse intestinale, et ainsi presque isolée du reste du grand épiploon.

TABLEAU STATISTIQUE GÉNÉRAL
HOMMES

NUMÉROS des OBSERVATIONS	AGE — De 1 à 20	De 20 à 40	De 40 à 60	De 60 à 80	Après 80	FORTUNE — Riches	Pauvres	PROFESSION — Pénibles	Non pénibles	ESPÈCES — Ombilicales	Inguinales	Crurales	VARIÉTÉS — Entérocèles	Entéro-épiploc.	CAUSES — Violentes	Inappréciables	RÉDUCTIONS — Clientèle	Hôpital	MORTS NON OPÉRÉS	OPÉRÉS Guéris — Clientèle	Guéris — Hôpital	Morts — Clientèle	Morts — Hôpital	JOUR DE L'OPÉRATION
I.	.	.	45	.	.	1	.	1	.	.	1	.	1	.	.	1	.	.	.	.	.	1	.	7e
II.	.	28	.	.	.	.	1	1	.	.	1	.	1	.	.	1	.	.	.	.	1	.	.	4e
III.	.	35	.	.	.	.	1	1	.	.	1	.	1	.	.	1	.	.	.	.	.	.	1	3e
IV.	.	30	.	.	.	.	1	1	.	.	1	.	1	.	.	1	.	.	.	.	.	.	1	3e
V.	.	.	50	.	.	.	1	.	1	.	1	.	1	.	1	.	.	1	.	.	.	.	.	.
VI.	.	.	.	75	.	.	1	1	.	.	1	.	1	.	1	.	.	1	.	.	.	.	.	.
VII.	.	.	55	.	.	1	.	1	.	.	1	.	1	.	.	1	.	.	.	1	.	.	.	4e
VIII.	.	35	.	.	.	1	.	.	1	.	1	.	1	.	.	1	.	.	.	1	.	.	.	8e
IX.	.	.	40	.	.	.	1	1	.	1	1	.	2	.	.	1	.	.	1	.	.	.	.	.
X.	.	.	.	65	.	1	.	.	1	.	1	.	1	.	.	1	.	.	.	1	.	.	.	5e
XI.	.	28	.	.	.	.	1	.	1	.	1	.	1	.	.	1	.	.	.	.	.	1	.	1er
XII.	.	.	50	.	.	1	.	.	1	.	1	.	1	.	.	1	.	.	.	1	.	.	.	4e
XIII.	.	.	.	65	.	1	.	.	1	.	1	.	1	.	.	1	.	.	1	.	.	.	.	.
XIV.	.	30	.	.	.	.	1	.	1	.	1	.	1	.	1	.	1	.	.	.	.	.	.	.
XV.	.	.	.	65	.	1	.	.	1	.	1	.	1	.	.	1	.	.	.	1	.	.	.	1er
XVI.	.	30	.	.	.	1	.	.	1	.	1	.	1	.	1	.	.	.	.	1	.	.	.	4e
XVII.	.	.	45	.	.	1	.	.	1	.	1	.	1	.	.	1	.	.	.	1	.	.	.	3e
XVIII.	.	.	43	.	.	1	.	.	1	.	1	.	1	.	.	1	.	.	.	1	.	.	.	4e
XIX.	.	.	48	.	.	1	.	.	1	.	1	.	1	.	1	.	.	.	.	1	.	.	.	5e
XX.	.	.	50	.	.	1	.	.	1	.	1	.	1	.	1	.	1	.	.	.	.	.	.	.
XXI.	.	.	.	70	.	1	.	.	1	.	1	.	1	.	.	1	1	.	.	.	.	.	.	.
XXII.	.	.	.	.	82	1	.	.	1	.	1	.	1	.	1	.	.	.	.	.	.	1	.	4e
XXIII.	.	.	56	.	.	1	.	.	1	.	1	.	1	.	.	1	.	.	.	1	.	.	.	3e
XXIV.	.	.	.	62	.	1	.	.	1	.	1	.	1	.	.	1	.	.	.	1	.	.	.	2e
XXV.	.	.	48	.	.	1	.	.	1	.	1	.	1	.	1	.	.	.	.	1	.	.	.	5e
XXVI.	.	.	50	.	.	1	.	.	1	.	1	.	1	.	.	1	1	.	.	.	.	.	.	.
XXVII.	.	.	.	70	.	1	.	.	1	.	1	.	1	.	1	.	1	.	.	.	.	.	.	.
XXVIII.	.	.	54	.	.	1	.	1	.	.	1	.	1	.	.	1	.	.	.	1	.	.	.	9e
XXIX.	.	.	48	.	.	1	.	.	1	.	1	.	1	.	1	.	.	.	.	1	.	.	.	3e
XXX.	.	.	.	64	.	.	1	.	1	.	1	.	1	.	.	1	1	.	.	.	.	.	.	.
XXXI.	.	.	.	61	.	.	1	.	1	.	1	.	1	.	.	1	1	.	.	.	.	.	.	.
XXXII.	.	.	53	.	.	1	.	.	1	.	1	.	1	.	.	1	.	.	.	1	.	.	.	5e
XXXIII.	.	.	.	76	.	.	1	.	1	.	1	.	1	.	.	1	1	.	.	.	.	.	.	.
XXXIV.	.	35	.	.	.	1	.	.	1	.	1	.	1	.	.	1	.	.	.	.	.	1	.	3e
XXXV.	.	.	.	64	.	.	1	.	1	.	1	.	1	.	1	.	1	.	.	.	.	.	.	.
XXXVI.	.	38	.	.	.	.	1	.	1	.	1	.	1	.	.	1	.	.	.	.	.	1	.	3e
XXXVII.	.	39	.	.	.	.	1	1	.	.	1	.	1	.	1	.	1	.	.	.	.	.	.	.
XXXVIII.	.	.	40	.	.	.	1	.	1	.	1	.	1	.	.	1	1	.	.	.	.	.	.	.
XXXIX.	.	.	.	.	83	.	1	.	1	.	1	.	1	.	1	.	.	.	.	1	.	.	.	8e
XL.	.	.	.	.	80	.	1	.	1	.	1	.	1	.	.	1	1	.	.	.	.	.	.	.
XLI.	.	.	40	.	.	1	.	.	1	.	1	.	1	.	.	1	.	.	.	.	.	1	.	4e
XLII.	.	.	.	75	.	.	1	1	.	.	1	.	1	.	.	1	.	.	.	1	.	.	.	5e
XLIII.	.	29	.	.	.	.	1	1	.	.	1	.	1	.	.	1	1	.	.	.	.	.	.	.
XLIV.	.	.	.	66	.	.	1	.	1	.	1	.	.	1	.	1	1	.	.	.	.	.	.	.
XLV.	.	.	.	72	.	.	1	.	1	.	1	.	.	1	.	1	1	.	.	.	.	.	.	.
XLVI.	.	.	.	61	.	1	.	.	1	.	1	.	.	1	1	.	1	.	.	.	.	.	.	.
XLIX.	.	.	.	70	.	1	.	.	1	.	1	.	.	1	1	.	1	.	.	.	.	.	.	.
L.	.	.	.	60	.	1	.	.	1	.	1	.	.	1	.	1	1	.	.	.	.	.	.	.
LI.	.	.	50	.	.	.	1	1	.	.	1	.	.	1	.	1	.	.	.	.	.	1	.	4e
LII.	.	55	.	.	.	1	.	.	1	.	1	.	.	1	.	1	.	.	.	1	.	.	.	6e
LIII.	.	55	.	.	.	1	.	.	1	.	1	.	.	1	.	1	.	.	.	1	.	.	.	4e
LIV.	.	40	.	.	.	.	1	1	.	.	1	.	1	.	1	.	.	.	.	1	.	.	.	7e
LV.	.	.	59	.	.	.	1	1	.	.	1	.	.	1	1	.	.	.	.	1	.	.	.	1er
LVI.	.	.	.	60	.	.	1	1	.	.	1	.	1	.	.	1	.	.	.	1	.	.	.	10e
CI.	.	.	45	.	.	.	1	1	.	.	.	1	.	1	.	1	.	.	.	.	1	.	.	3e
CII.	.	.	45	.	.	.	1	1	.	.	.	1	.	1	.	1	.	.	.	.	1	.	.	5e
CIII.	.	.	40	.	.	.	1	1	.	.	.	1	.	1	.	1	.	.	.	.	.	.	1	12e
CIV.	.	.	.	65	.	1	.	.	1	.	.	1	1	.	.	1	.	.	.	1	.	.	.	4e
CV.	.	29	.	.	.	.	1	.	1	.	.	1	.	1	.	1	.	.	.	1	.	.	.	2e
CVI.	.	.	56	.	.	1	.	.	1	.	.	1	.	1	.	1	.	.	.	1	.	.	.	4e
TOTAUX.....	»	12	26	19	3	31	29	18	42	1	54	6	47	14	17	43	18	2	2	25	3	7	3	Moyenne 4 1/2

TABLEAU STATISTIQUE GÉNÉRAL

FEMMES

N° des OBS.	Âge 1-20	Âge 20-40	Âge 40-60	Âge 60-80	Après 80	Riches	Pauvres	Prof. pénibles	Non pénibles	Ombilicales	Inguinales	Crurales	Entérocèles	Entero-épiploc	Violentes	Inappréciables	Réduc. Clientèle	Réduc. Hôpital	Mortes non opérées	Guér. Clientèle	Guér. Hôpital	Mort. Clientèle	Mort. Hôpital	Jour de l'opération
XLVII.	.	.	40	.	.	.	1	1	.	.	1	.	1	.	1	.	.	.	.	.	.	1	.	3e
XLVIII.	.	.	.	60	.	.	1	1	.	.	1	.	1	.	.	1	1	.	.	.	.	.	.	.
LVII.	.	.	50	.	.	.	1	1	.	.	.	1	1	.	.	1	.	.	.	.	1	.	.	6e
LVIII.	.	.	55	.	.	.	1	1	.	.	.	1	1	.	1	.	.	.	.	.	1	.	.	4e
LIX.	.	30	.	.	.	.	1	1	.	.	.	1	1	.	1	.	.	.	.	.	.	.	1	4e
LX.	.	30	.	.	.	.	1	1	.	.	.	1	1	.	.	1	.	.	.	1	.	.	.	4e
LXI.	.	25	.	.	.	.	1	1	.	.	.	1	1	.	1	.	.	.	1	.	.	.	.	.
LXII.	.	30	.	.	.	1	.	.	1	.	.	1	1	.	.	1	.	.	.	1	.	.	.	10e
LXIII.	.	.	.	75	.	1	.	.	1	.	.	1	1	.	.	1	1	.	.	.	.	.	.	.
LXIV.	.	.	.	70	.	1	.	.	1	.	.	1	1	.	.	1	.	.	.	1	.	.	.	4e
LXV.	.	35	.	.	.	1	.	.	1	.	.	1	1	.	1	.	.	.	.	1	.	.	.	6e
LXVI.	.	35	.	.	.	1	.	.	1	.	.	1	1	.	.	1	.	.	.	1	.	.	.	8e
LXVII.	.	.	45	.	.	1	.	.	1	.	.	1	1	.	.	1	.	.	.	1	.	.	.	5e
LXVIII.	.	.	45	.	.	1	.	.	1	.	.	1	1	.	.	1	.	.	.	1	.	.	.	3e
LXIX.	.	.	50	.	.	1	.	.	1	.	.	1	1	.	.	1	1	.	.	.	.	.	.	.
LXX.	.	.	45	.	.	.	1	1	.	.	.	1	1	.	1	.	.	.	.	.	1	.	.	3e
LXXI.	.	.	45	.	.	.	1	1	.	.	.	1	1	.	.	1	.	.	.	.	1	.	.	3e
LXXII.	.	.	55	.	.	1	.	.	1	.	.	1	.	1	1	.	1	.	.	.	.	.	.	.
LXXIII.	.	.	.	60	.	1	.	.	1	.	.	1	1	.	1	.	1	.	.	.	.	.	.	.
LXXIV.	.	.	45	.	.	1	.	.	1	.	.	1	1	.	1	.	1	.	.	.	.	.	.	.
LXXV.	.	.	.	66	.	1	.	.	1	.	.	1	1	.	.	1	.	.	1	.	.	.	.	.
LXXVI.	.	.	.	78	.	1	.	.	1	.	.	1	1	.	.	1	.	.	.	.	.	1	.	4e
LXXVII.	.	.	42	.	.	1	.	.	1	.	.	1	1	.	.	1	.	.	.	1	.	.	.	3e
LXXVIII.	.	.	58	.	.	1	.	.	1	.	.	1	1	.	.	1	1	.	.	.	.	.	.	.
LXXIX.	.	.	.	80	.	1	.	.	1	.	.	1	1	.	.	1	.	.	1	.	.	.	.	.
LXXX.	.	.	.	77	.	1	.	.	1	.	.	1	1	.	.	1	.	.	.	.	.	1	.	4e
LXXXI.	.	.	.	75	.	1	.	.	1	.	.	1	1	.	.	1	1	.	.	.	.	.	.	.
LXXXII.	.	.	.	68	.	1	.	.	1	.	.	1	.	1	.	1	1	.	.	.	.	.	.	.
LXXXIII.	.	.	55	.	.	1	.	1	.	.	.	1	1	.	.	1	1	.	.	.	.	.	.	.
LXXXIV.	.	.	.	76	.	.	1	.	1	.	.	1	.	1	1	.	.	1	.	1	.	.	.	3e
LXXXV.	.	36	.	.	.	1	.	.	1	.	.	1	.	1	.	1	.	.	.	1	.	.	.	2e
LXXXVI.	.	.	52	.	.	1	.	.	1	.	.	1	.	1	1	.	.	1	.	1	.	.	.	7e
LXXXVII.	.	.	40	.	.	.	1	1	.	.	.	1	.	1	.	1	.	.	.	.	.	.	1	5e
LXXXVIII.	.	.	.	70	.	1	.	.	1	.	.	1	.	1	.	1	.	.	.	.	.	1	.	3e
LXXXIX.	.	.	.	65	.	1	.	.	1	.	.	1	1	.	.	1	.	.	.	1	.	.	.	6e
XC.	.	.	45	.	.	1	.	.	1	.	.	1	.	1	.	1	.	.	1	.	.	.	.	.
XCI.	.	.	50	.	.	1	.	.	1	.	.	1	.	1	.	1	1	.	.	.	.	.	.	.
XCII.	.	35	.	.	.	.	1	.	1	.	.	1	1	.	.	1	1	.	.	.	.	.	.	.
XCIII.	.	.	.	60	.	1	.	1	.	.	.	1	1	.	1	.	.	.	.	1	.	.	.	6e
XCIV.	.	.	53	.	.	.	1	1	.	.	.	1	.	1	.	1	.	.	.	1	.	.	.	5e
XCV.	.	.	50	.	.	.	1	1	.	.	.	1	.	1	.	1	.	.	.	1	.	.	.	5e
XCVI.	.	.	45	.	.	.	1	1	.	.	.	1	.	1	.	1	.	.	.	1	.	.	.	3e
XCVII.	.	38	.	.	.	1	.	.	1	.	.	1	.	1	.	1	.	.	.	1	.	.	.	4e
XCVIII.	.	.	56	.	.	.	1	.	1	.	.	1	1	.	.	1	.	.	.	.	.	1	.	3e
XCIX.	.	.	.	.	81	.	1	.	1	.	.	1	.	1	.	1	.	.	.	1	.	.	.	4e
C.	.	38	.	.	.	.	1	1	.	1	.	.	1	.	.	1	1	.	.	.	.	.	.	.
CVIII.	.	34	.	.	.	.	1	1	.	.	.	1	.	1	.	1	.	1	.	.	.	.	.	.
TOTAUX	.	11	21	14	1	27	20	15	32	1	2	44	33	14	12	35	13	1	4	17	4	6	2	Moyenne 4 ½

TABLE

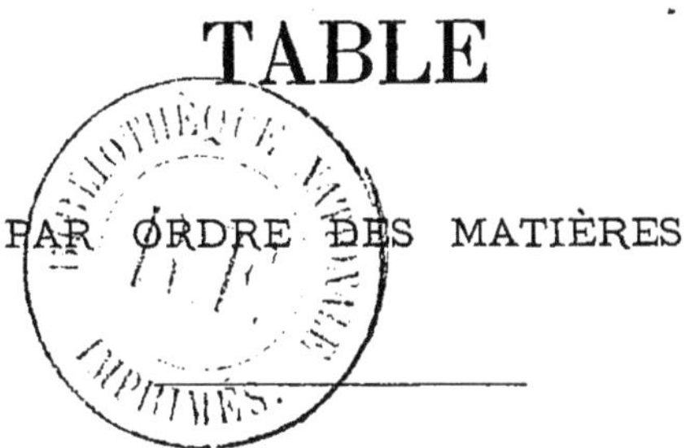

PAR ORDRE DES MATIÈRES

Toulouse.— Imp. DOULADOURE.